姿勢をよくすると、人生が

佃　隆

健康人新書
廣済堂出版

プロローグ
人生が嘘みたいに変わる「姿勢の魔法」シャキーン！

はじめましての方も、またお会いできた方もいらっしゃると思いますが、本書を手にとっていただき、ありがとうございます。

拙著は、処女作『1日3回で、ねこ背がよくなる「姿勢の魔法」シャキーン！』を刊行して以来、多くの反響をいただいたため、執筆の運びとなりました。

改めて、断言します。

姿勢をよくするだけで、人生は劇的によくなります。

事実、前著を読んで実行に移した方からは、

「ねこ背をほめられたのは初めてです（笑）」

「ねこ背でいた自分を許せるようになりました」

「ねこ背にも意味があるんだとわかり、自信がつきました」

「子供のころからねこ背でしたが、疑問が解明できました」

「ねこ背の解消方法がわかりやすく、実践しやすかったです。毎日『天地人ポーズ』をしています」

「胃腸の調子がよくなりました」

「夜、ぐっすりと眠れるようになりました」

「あきらめていた首のシワがとれました」

「会社の業績が右肩上がりによくなりました」

「おかげさまで、結婚できました。そして、赤ちゃんももうすぐ生まれます」


といううれしいお声を続々といただいています。

身は心を映し出す鏡です。姿勢がよいとまわりの方にも自信がある人だと認識されますし、姿勢をよくすると、気持ちが前向きになり、人生も輝き出します。

「え〜？　姿勢を変えるだけで？　大げさでは？」

とお思いのあなた、はい、お気持ちはよくわかります。

しかし、実際に私の治療院にいらっしゃった方は、みなさん、姿勢をよくすることで人生が改善されている方ばかりです。

そもそも、私自身が、もともとねこ背でした。

しかも、7歳のころに野球でフルスイングしたバットがヘルメットをしていない頭を強打し、それ以後、入退院をくり返し、1年のうち約30日は学校を休むようになりました。

首の痛みや、腰痛、胃腸炎、アトピー性皮膚炎、喘息《ぜんそく》などの症状が不定期に突然起こるので、当時は心も身体も不安定、将来は決まった時間に働く仕事はできないのではないかと真剣に悩んでいました。

それでも、中学3年生の時にカイロプラクティックと出会い、身体について学び、特に**姿勢についてフォーカスするようになってからは人生が好転し、自分なりに症状をコントロールできるようになりました。その経験と19年で9万人のカイロプラクティック院での臨床経験をもとに、姿勢を矯正し、健康レベルを高める方法論を「『姿勢の魔法』シャキーン！メソッド」として確立しました。**

さらには、これまでに700回以上の講演を行ない、公共の施設や小学校、大学、企業、シンポジウムに至るまで、様々な講演を依頼されるようにまでなりました。

あるクライアント（当院に通う患者さんは予防的に通院する方も多いので、クライアントとお呼びしています）のお話をさせてください。

その方は、子供のころからねこ背で、ひどい頭痛持ちでもあり、頭痛薬を服用し、社会人になってからも不意に襲ってくる頭痛対策のために、ポケットに常に頭痛薬を忍ばせていたほどでした。

しかし、当院に通院してねこ背が解消してからは、頭痛は解消し、最近、結婚までされました。

やがて授かることができたならば、子供に親として正しい姿勢を見せたいという思いから、当院のカイロプラクティックアシスタント（CA）として働く決断をしてくれました。

2018年2月には、院内の健康教室で「姿勢よくデスクワークを行なうための六つのステップ」という講座を行ない、喝采《かっさい》を浴びるほどにまでなりました。

彼は、私にとってかけがえのないパートナーのひとりです。手前みそではありますが、ひとりの人生が好転したよい例とも言えるので、ご紹介させていただきました。

また、小学校4年生になる私の娘は、夏休みの自由研究で「光る脊柱《せきちゅう》模型」をつくり、クラス賞を受賞しました。

それは、直径10ミリの太いワイヤーと光ケーブルで脊髄《せきずい》神経をつくり、小さなドーナツの食品サンプルを背骨に見立て、ドーナツとドーナツの間に椎間板に模したヘアゴムを挟みワイヤーに通したものです。姿勢がよいと光輝き、姿勢が悪いと光は弱くなり、やがてその光は消えてしまうという面白い創作物です。
まさに、姿勢をよくすると人生が輝くということを模型で表現したわけです。

本書では、日本人の姿勢をよくするための知識を、歴史的、文化的背景、身体のメカニズムの観点から、どのようにすれば姿勢をよくしたり、諸症状を改善したりすることができるかを、当院で実証されている効果的なセルフケアの方法をもとにお伝えします。

また、正しい姿勢についての知識を整理し、姿勢をよくするメリットを理解したうえで、意識を高め、姿勢をよくするための行動を実行し続けていただくことも目的にしています。

それでは、**姿勢という人間誰もが持つ身体の不思議を覗《のぞ》いてみましょう。**

本書を通じて、ひとりでも多くの方にこの素晴らしい「姿勢の魔法」がかかり、内側から変化が起きて、人生が輝き出すことを楽しみにしております。

『姿勢をよくすると、人生がきらめく！』目次

■第2章 正しい姿勢のために知っておきたい「サブラクセーション」の基礎知識

■第3章 姿勢を整える最強メソッド！ すぐにできる簡単エクササイズ集

■第4章　プロしか知らない「姿勢の裏ワザ」大公開！

制作スタッフ
DTP／清原一隆（KIYO DESIGN）
イラスト／土田菜摘

まずはこれだけ覚えておこう！
「見上げてごらん姿勢リセット」&
基本の姿勢「天地人ポーズ」

「見上げてごらん姿勢リセット」をすると、姿勢がよくなり、身体も心もスッキリします。血流がよくなり、身体中の細胞が活性化するからです。

心に余裕が生まれ、仕事に、勉強に、育児に、運動にと、様々なシーンで身体が楽に動くようになります。エネルギーも高まります。

やり方を説明しましょう。立位でも座位でもよいですので、身体は動かさず、ゆっくりと5秒ぐらいかけて頭を後ろに向けていき、少し後ろに倒すぐらいにします。

次に頭の角度を戻しますが、こちらも5秒ぐらいかけてゆっくりと動かしてください。頭の重さが一番軽いと感じる位置で止めると、少し上を向いているような感じになりますが、目線だけは目の高さをまっすぐ見るようにします。

ちょっとでも疲れたなと思ったら、この「見上げてごらん姿勢リセット」をやってみてください。

いつでもどこでもどなたでも実行可能です。

次に、前著『1日3回で、ねこ背がよくなる「姿勢の魔法」シャキーン！』でもご紹介した、姿勢の魔法シャキーン！の基本の姿勢「天地人ポーズ」をもう一度おさらいしておきましょう。これも、**どんな人にも効果がある普遍的なポーズ**です。

姿勢をよくすると、天（宇宙）、地（大地）、人（身体）の3つがつながるように感じられます。このポーズは、それをヒントに生まれたものです。

このポーズは、いつでもどこでもよい姿勢になれるとともに、落ち着いた気持ちになることができます。

最初のうちは、1日3回、10秒間程度ずつ、鏡の前でこのポーズをとるようにしてください。そして、それが習慣化されたら、このポーズがあなたのものになったということです。どうか、それをいつまでも継続していってください。

慣れてきたら、立っている時や座っている時だけでなく、歩く時にも天地人のポーズを意識してやってみましょう。

「見上げてごらん姿勢リセット」も「天地人ポーズ」も毎日続けていると、2～3ヶ月ほどでそれが習慣になり、無意識にできるようになります。

天地人ポーズ

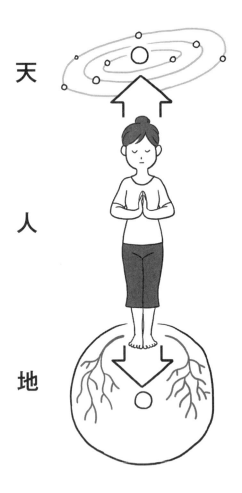

第1章

姿勢をよくするだけで、あなたの人生は劇的に変わります！

■「姿勢の魔法」シャキーン!を会得するための「3段階アプローチ」

「背筋をピンと伸ばしなさい!」
「ほら、背中ビシッとして!」
「また、ねこ背になってるよ!」

あなたは、何度これらの言葉を聞いてきたことでしょう。そして、お子様がいる方であれば、何度これらの言葉を言ってきたことでしょう。

けれども、**注意だけで姿勢がよくなることはありません。**

姿勢をよくするためには、段階的なアプローチが必要だというのが私の結論です。

そこでご紹介したいのが、姿勢がよくなるプロセスを段階的に示した**「姿勢の魔法」シャキーン!「3段階アプローチ」**です。

ひとつ目のアプローチは、**「知識」**です。

ふたつ目のアプローチは、**「意識」**です。

3つ目のアプローチは、**「行動」**です。

アプローチ1「知識」

間違った知識をもとにたくさん行動しても、姿勢はよくなりません。

正しい知識をもとに少なく行動した方が、姿勢はよくなります。

一番よいのは、正しい知識をもとにたくさん行動することです。

知識やイメージが増えて、それぞれの情報がつながり合い、姿勢をよくする必要性やメリットが理解できると、姿勢をよくするという意識が高まり、みずから知識を得ようとするものです。つまり、知識と意識はお互いに高め合うことができるという意味で、どちらも大切なのです。

たとえば、お子様の姿勢をよくしたいという場合は、こういう流れになります。

親：子供への姿勢教育　↓　子供：知識を受け取る　↓　子供：意識が高まる

このように、子供は親から知識やイメージを受け取り、「意識」が生まれるわけですね。

アプローチ2「意識」

姿勢をよくしたいという意識が高ければ、姿勢への知識を吸収しようとしたり、学んだことを実行したりする機会はどんどんと増えていきます。

お子様の姿勢をよくしたいという場合、子供本人は最初は姿勢をよくすることの大切さを理解していないわけですから、親の姿勢への意識の高さが特に大切となります。

ただし、姿勢の意識だけが高くても知識をともなっていなければ、間違った姿勢を子供に伝えることになり、よい成果は得られません。

親が子供に頭ごなしに「姿勢をよくしなさい」と言っても子供の姿勢がよくならないのは、子供に意識が足りないか、親の知識が足りないということです。

アプローチ3「行動」

姿勢をよくするエクササイズなどは知っているだけでは単なる「知識」ですが、それを日々実践することで、「行動」になります。この部分がとても大事です。

そして、行動することの何が難しいかというと、「習慣化」です。

姿勢をよくする方法を知識として身につけ、数回だけやることはできても、続けて行なうようには努力が必要だからです。

「三日坊主」という言葉があるように、人は「実行」を継続的に行なうことがとても難しいのです。

姿勢をよくしようという意識があって、本などを読んで正しい知識を身につけて、姿勢をよくする必要性を理解したとしても、数回きりの実行では、よい姿勢が定着するには至りません。

ただし、**姿勢への意識が高く、正しい知識を持ち続けていると、実行がだんだんと習慣化していきます。**

このように、知識、意識、行動がそろって初めて姿勢はよくなるし、よくなり続けることができるのです。

■いざという時のための貯金、「姿勢貯金」を習慣に

金融機関にお金を預けることを貯金と言います。貯金した額は自由に引き出せるあなたのお金です。

姿勢も同じで貯めることができるのです。

日常の仕事や家事、運動などで、どうしても姿勢が崩れてしまう場面は多いものです。

私の治療院でも、治療や姿勢指導を受けられたあとに、

「せっかくのこのいい姿勢を保ちたいのです。このままの姿勢で過ごしていればいい姿勢になれるんでしょうか」

と質問される方がいますが、それは現実的には無理です。でも、姿勢の貯金を貯めるという考え方でいけば、その考え方は間違ってはいません。

同様に、

「ショルダーバッグを肩にかける時に、できるだけ左右交互にするようにしていますが、何か意味があるでしょうか」

という質問もよくいただきますが、意味はあります。右肩にかければ、バッグが落ちないように右肩は自然と上がるものです。片側だけにバッグをかけるよりは、左右交互にすることで身体がゆがむ可能性は減ります。つまり、姿勢貯金が貯まります。

けれども、

「姿勢に悪いかもと思いつつも、友達の結婚式で（ヒールが8センチあり姿勢には悪そうな）かわいいハイヒールを履きたいのですが……」

とか、

「サッカーをする時に、いつも姿勢が前傾になってしまいますが、よいのでしょうか？」

という質問に対しては、

「いいんですよ、日頃やりたいことをするために姿勢貯金しているのだから、そこは気にしなくていいんです」

と答えるようにしています。

身体に負担がかかる行為は、姿勢貯金や健康貯金という見方でいくと、貯金を下ろしているわけですね。残額があるならばそれでもよいのです。

たとえばダイエットでも、身体にはよくないけれど、どうしても食べたいものってありますよね。健康上は好ましくないけれど好きだから食べるものを「嗜好品《しこう》」と呼びますが、それによって気持ちが安定したり、楽しいと感じたりするうえではいい効果もあるわけです。オシャレやスポーツにおいても、それは同じです。

大事なのは、あなたがあなたらしく楽しんで、輝く人生を送っていただくことです。

人生と姿勢、人生とオシャレ、人生と勉強、人生とスポーツなどを天秤《てんびん》にかけてみてください。どちらが大事かはその時々において優先順位はあるものの、大局的にみて判断する視点は大事ですね。木を見て森を見ずという言葉がありますが、個別最適なのか、全体最適なのかは、状況判断が必要です。

そもそも、大きな怪我をする人は、交通事故かスポーツの怪我と概《おおむ》ね決まっていますが、だから車に乗らないとか、スポーツをいっさいやらない方がいいのかというと、それは違うと思うのです。

■上手な「姿勢貯金」の増やし方

姿勢を改善するイメージとしては、「－↓0↓＋」です。マイナスから0、そして、プラスにしていきます。**これまでの「姿勢貯金」がマイナスだった方は、まずは支出を減らして収支がイーブン（0）になることを目指し、負債がなくなってイーブン（0）になったら、今度は収入を増やして姿勢貯金を増やしていきましょう。**

お風呂にお湯を溜《た》める時、湯船の栓が抜けていてはお湯は溜まりませんよね。姿勢をよくすることに例えれば、栓をするのが悪い習慣をやめること、お湯を入れる行為がエクササイズをしたり、カイロプラクティックなど矯正を受けたりするなど姿勢によいことをすることになります。

余談ですが、私は大学受験をする時に、ＡＯ（アドミッションズオフィス）入試

（出願者自身の人物像を学校側の求める学生像と照らし合わせて合否を決める入試方式）に申し込んだことがあります。

何十枚もの書類をすべて手書きで用意したので、肩がこって腕もパンパンになって大変でした（当時住んでいた三重県津市の郵便局の本局に電話をして、何時までに出したら締切りに間に合うかを確認して、提出期限のぎりぎりまで粘って書いたのです）。

それから2、3日はペンも持てないぐらいの状態になりましたが、目的のためには多少身体に無茶をすることも必要なのです。

そのためにも、普段の姿勢貯金、ひいては健康貯金、人生貯金をどれだけ貯めておけるかが重要になります。

私は、正しい姿勢法の伝授を通じて、あなたがあなたらしく輝いてもらうためにサポートできることが何よりうれしいと感じます。だからといって、いい姿勢になるためになんでもかんでもこれを我慢しろ、あれを我慢しろと言うつもりはありません。

ただ、姿勢にいいことそうでないことをきっちり区別しながら、人生のバランスも見つつ、やりたいこととそうでないことの取捨選択をしていただけたらと思います。

■私たち治療家がやっていること

姿勢に意識を向けると、「身体の声」を感じるようになってくると思います。

そもそも、**身体が痛いというのも身体からのSOSであり、なんとかしてくれという身体からの切なる声です。**痛みだけでなく、緊張、張り、しびれなどすべては身体からの注意信号です。その注意信号をどう受けとめるかは、あなたの意識の向け方次第ということになるのです。

ただ、痛みの感じ方には個人差があり、姿勢のゆがみによるサブラクセーション（椎間《ついかん》関節の隙間を通る神経の情報伝達が異常を起こしていること）があってもまったく症状を感じない方もいるし、ちょっとゆがんでいるだけでも強い症状を感じる方もいます。

よくあるのは、初期は痛みが強く出て、だんだんおさまってくるのですが、まわりにぼんやり広がってきて、やがて、腰が原因ならばお尻や足、首が原因ならば腕や手に症状が出てきて、痛み、しびれ、力が入りにくいなどの状態になり、そのあと症状が消えてしまうというケースです。

私たち治療家は、自分自身はもちろん、多くのクライアントの「身体の声」を聞いています。

患者さんの背中に触れたり、またはちょっと姿勢を見たりしただけで、

「腰を以前に痛めたことがありませんか？」

「肩がこっていますね」

とわかるのはそうした理由からなのです。

「よくわかりますね」と目を丸くして驚かれる方も多いですが、こちらからすれば当たり前です。

レントゲン写真で見ているように見えることもありますし、表情や声の調子などから問題点がある、または問題点が出そうな箇所が見えることもあります。

さらには、その方の待合室での振る舞いやしぐさ、荷物の持ち方、問診票の文字だ

けを見てわかることもあります。銀行のＡＴＭで並んでいる方を見ても、どう治療やアドバイスをしたらその人の姿勢がよくなるかを考えてしまいます。これは職業病と言えるかもしれません。

そのほかにも、治療にいらっしゃる方がアドバイスを聞き入れるタイプなのか、自分の信じる道をいくタイプなのか、誰かに言われたから治しにきたのか、人に迷惑をかけないために治しにきたのか、本当に治したいのか、心の底では治したくないのか等々、いろいろなことに思いをめぐらします。

さらには、その方の人生模様、たとえば介護中なのか、仕事で嫌なことがあったのか、自分の人生を謳歌《おうか》するために毎日を生きているのか、社会のために何ができるかを模索しているのかなどいろいろなことを見ます。そのうえで、その方だけの健康目標をうかがうようにしています。

そうしたみなさんに、初診で必ずうかがっていることは、

「今よりも元気になったら、どんなことにエネルギーを注ぎたいですか？」

という質問です。症状をとるためだけにいらした方はびっくりされますし、ああ、

そういうことを聞いてくれそうだからここを選んだんです、という方も多くいらっしゃいます。そんな時、私はこの方のサポートを一生していきたい、と心から思います。何かがつながる瞬間がそこにあります。

また、その質問に対し、旅行や運動を楽しみたい、勉強、仕事に力を注ぎたい、趣味やボランティア活動を生きがいにしたいなどとお話していただけると、私はとてもうれしい気持ちになります。ちなみに、この質問でいただく答えを「健康目標」と呼んでいます。

本書を手にとられたあなたは、何かしら身体に不調を感じているのだと思います。

そんなあなたにもうかがいます。

「今よりも元気になったら、どんなことにエネルギーを注ぎたいですか?」

次の項目にチェックを入れてみてください。

□ 普通の生活

□仕事（学業）
□子育て
□家事
□運動
□旅行
□趣味
□社会活動
□その他

全部にチェックが入った方もいらっしゃるかと思います。

元気になった未来の自分を想像してみてください。痛くて想像すらできないというなら無理にイメージする必要はありませんが、イメージできた方はいかがでしょうか。

姿勢がよくなってやりたいことをやっているあなたは、楽しんでいたり、満足していたでしょうか。イメージするだけでも楽しくなってきたと思います。

■姿勢を変えるのには時間がかかる──「続ける力」がものを言う

「たった1分で劇的に変身！」

巷《ちまた》には、そんな派手なキャッチコピーがあふれ返っています。たしかに、忙しい現代人にとって、すぐさま効果が出るというのはうれしい話ですよね。

しかし、こと姿勢に関して言えば、残念ながら「たった1分」ですべてを変えるというわけにはいきません。もし、こんな謳《うた》い文句をかかげている治療院などがあったら、疑ってみることをお勧めします。

人の身体というものは、それが「良い習慣」であれ「悪い習慣」であれ、とにかく現状を維持しようとするものです。

たとえば、こんな笑い話のようなエピソードがあります。

私の治療院に、腰が曲がり、杖《つえ》をついたご高齢のおばあさんがお見えになりました。そこで私が施術をしたところ、お連れのご家族もびっくりするくらい、杖を持たずに背筋がピンとまっすぐになったのです。

おばあさんは「先生、ありがとうございました」と深々と頭を下げ、目に入った杖を持つと、また腰を曲げて歩きました。

すかさず私は、

「もう大丈夫ですよ、杖がなくても歩けますよ」

と声をかけました。おばあさんは「あら、いやだわ」と言って、背筋をピンと伸ばし、晴れの日の傘を持つように杖を持って揚々としたお顔で帰られました。

これほどまでに、習慣の力というものは絶大なのです。

ひとつの姿勢の習慣を変えるには、

「頭で理解するのに1日」

「身体が慣れるのに1週間」

「考えなくても身体が動くようになるのに1ヶ月」

「無意識に身体が動き、習慣として定着するのに3ヶ月」

これくらいかかります。なぜなら、

「筋肉の細胞が入れ替わるのに2ヶ月」
「血液が入れ替わるのに3、4ヶ月」

はかかるからです。

一般的に歯の矯正は1年半〜2年半、スピード矯正でも、だいたい6ヶ月はかかるといいます。姿勢の矯正も、同じくらいの時間が必要というわけです。

福山雅治さんがＮＨＫ大河ドラマの『龍馬伝』に関するインタビューで答えていたのですが、最初のころは袴《はかま》を着ても刀を持ってもしっくりこなかったけれど、袴を着続けているうちに慣れてきて、立ち居振る舞いがわかってきたというコメントをされていました。

もちろん、武士としての作法や身のこなしは専門の指導者から指導を受けるのですが、あの福山雅治さんですら慣れるには時間がかかるということでした。

一般の方が姿勢をよくしようという時に、頭での理解は1日でできても、それを意識的に数週間実践し、完全に無意識レベルで自分の新しい習慣として身につけるには少なくとも3ヶ月はかかります。

どうぞじっくり向き合ってください。

大事なことは、今までの習慣をやめるというよりは、古い習慣を脱いで、新しい習慣を身につける、つまり衣を変えるぐらいの意識で行なった方が身につきやすいということです。

目安としては、本書や、前著『1日3回で、ねこ背がよくなる「姿勢の魔法」シャキーン！』でご紹介している「姿勢の魔法」のどれかを、週にふたつずつ、とり入れてみてください。そうすると、1ヶ月で8つが身につくことになります。

無理せず、ゆっくり、じっくり、とり組んでいきましょう。

■なぜ姿勢をよくすると、「人生がきらめく」のか？

私の治療院には、いろいろなクライアントがいらっしゃいます。

一番困るクライアントのタイプは、検査はいらないからとにかく一発で全部治してくれという方。たまたま1回で治る場合もありますが、それが全員ではありません。しかも、検査をせずに治療するのはギャンブルのようなもので、とても危険です。

ですので、当院では初回はカウンセリングと検査のみを行ない、基本的に治療行為はいたしません。

当院には個室のカウンセリングルームがありますが、カウンセリングルームを設けている治療院は、日本ではまだめずらしいようです。

なぜ、私がそういう形式をとっているかと言えば、それは、症状を改善することだけが私の仕事ではないと思っているからです。

症状を改善するのは当たり前として、その先にあるクライアントの人生に価値をもたらすため、健康という側面からサポートしたいと思っているからです。

姿勢をよくするために、健康を損ねてもよいでしょうか？

姿勢をよくするために、好きな運動をあきらめることができるでしょうか？


姿勢をよくするというのは、それ自体が目的ではありません。

姿勢が崩れて、ねこ背になっていた姿勢の方が、「姿勢美人」になり、その結果、人生を楽しんでいる……そんな方はたくさんいらっしゃいます。

大切なことは、**今ある状態から理想の状態への「健康のベクトル」をつくること**なのです。


ここで言う健康のベクトルというのは、あなたにとって理想の状態に近づくための態度という意味です。今はまだ理想の状態でなくてもいいのです。でも、今の時点でのあなたの理想の目標に向かって、適切な努力を続けてくことが必要なのです。「毎日をその日の収穫高で判断せず、まいた種で判断しなさい」という言葉がありますが、これはまさにこうした態度です。

姿勢には、「態度」という意味もあります。英語で態度という意味のAttitude（アティテュード）の語源は、「適合している」という意味です。これは、心（脳）と身体、つまり気持ち（考え方）と身体の表現は同じになるということを示しています。すなわち、人生に対する態度は身体の姿勢に表れるのです。

だから、**姿勢をよくしようと努力を続けることで、やがて素敵な姿勢を手に入れることができ、心と身体が共鳴し合い、その結果として、人生がきらめく**ということなのです。

目標に向かって努力している姿を美しいと感じたことはないでしょうか。保育園や小学校の運動会に向けて子供たちが一生懸命に練習している姿や、高校球児が元気にプレーをする姿に感動を覚えたことはありませんか。

一生懸命、精一杯の努力をしている姿、自分の持っているすべてを出し切っている姿は、見ている人の心を揺さぶり、自然と応援したい気持ちにさせます。とても美しいものです。

人はそれを、きらめきと呼びます。

姿勢によって、あなたの人生をきらめかせるのは、ほかならないあなた自身なのです。

姿勢をよくすると、身体と心が整い、まるで魔法がかかったように想像以上の力が発揮されます。そして、人生に対する態度としての姿勢が整うと、たくさんの方がその姿に共鳴し、応援やサポートをしてくれるようになります。それはまさに奇跡と言えます。この奇跡が起こるのは、明確な意図と意志を持ってあなた自身が自ら人生に立ち向かった時です。

私は姿勢ケアを通じて、何度も人がきらめく瞬間に立ち会ってきました。

人がきらめく瞬間は、美しく心に響き、うれしい気持ちになり、まわりの空気も温かくなります。あなたの人生にも、「『姿勢の魔法』シャキーン！」で人生がきらめく奇跡が起こることを期待しております。

■姿勢が悪くなる原因にもいろいろある

姿勢が悪くなる原因というと、ついつい身体的、物理的ストレスだけと思いがちですが、**じつはほかにも様々なストレスがあるのです。それが「精神的ストレス」「化学物質ストレス」「環境ストレス」などです。**

精神的ストレスには、人間関係、お金のトラブル、将来への不安、恋愛の悩み、仕事の悩み、満員電車、交通渋滞などなど、いろいろあります。

背中を丸めて顔を下に向けていると、気分もだんだん暗くなり、落ち込むものです。落ち込んでも一時的であれば問題ないですし、適度な精神的ストレスをばねにして何かを成し遂げるというのはよくあることです。しかし、背中を丸めた状態が続くと、やがて、それがその方の姿勢として定着してしまいます。

うつ症状の患者さんの背中を診てきて思うことは、うつ疾患の方は、背中の上部のゆがみがとても強いです。また、背中の上部は胃の自律神経がつながっているので、胃が荒れやすい方も多いです。さらに、ねこ背であれば気道が狭くなり、のども痛めやすくなります。結果的に、呼吸が浅くなり、声も小さくなります。

化学物質ストレスには、ニコチンやアルコール、カフェイン、薬、加工食品、人工甘味料、界面活性剤、大気汚染などがあります。

喫煙は、姿勢のためにもできるかぎりしない方がいいですし、若い方であればあるほど早くやめるにこしたことはありません。

ですが、煙草を吸うことでストレスを解消していることも多く、ニコチン依存をやめたら、甘いものやアルコールに依存してしまうケースも多いようです。

ちなみに、トロント大学の教授が、アメリカで毎年行なわれている国民健康聞き取り調査のデータを用いて分析したところ、**35歳から44歳の間に禁煙した人は寿命を9歳ほど取り戻せる**ことがわかりました。

また、45歳から54歳の間に禁煙した人が取り戻せる寿命は6歳、55歳から64歳の間に禁煙した人が取り戻せる寿命は4歳だそうです。

過去に喫煙していた禁煙者は、まったく煙草を吸ったことがない方に比べて、がんなどの病気の発症リスクがやはり高くなるようです。ですので、途中でやめるのが大変そうなものは、できるだけ手を出さないのが賢明ではあります。

かくいう私も、大学生の時は煙草を吸っていました（1日数本程度でした）。けれども、カイロプラクティックの道に入ってほどなくして完全に禁煙しました。

そのきっかけとなったのが、アメリカのカリフォルニア州のUCLAという大学での人体解剖実習でした。

老衰で亡くなった方の臓器はどれもみなきれいだったのですが、病気で亡くなった方の臓器は老衰で亡くなった方のそれとまったく違うものでした。

特に、煙草を吸っていない人の肺は総じて白かったのに対し、煙草を吸っていた人の肺はグレーでした。

それ以前にも、小学校の保健室などに貼られた広告などで、煙草を吸っていない人と吸っている人の肺の比較写真を見たことはありましたが、初めて実際に灰色の肺を見た時は愕然《がくぜん》としました。肺に近づいてよく見てみると、肺胞《はいほう》が白と黒の混在になっていることで灰色に見えていたのでした。もともとは白かった肺胞がひとつひとつ黒くなっているそのさまはとてもリアルでした。

私は、運よくそうした経験があり、20代で禁煙することができたのです。

アルコールに関しては、私自身は下戸なのであまり多くを語れませんが、適量があるということだと思います。

「お酒は百薬の長」とも言いますので、必ずしも否定はしませんが、人それぞれ体質に合わせて限界値をよく知っておいていただくのが大事だと思います。

また、薬は自然物ではないので原因の根本を変えることはできません。

すべての薬を否定するわけではありませんが、本来は、身体の機能を変え、症状をうまくコントロールしていく際の補助として使うものだと考えています。

すべてのストレスにおいて言えることは、現代生活は快適性や利便性と引き換えにストレス量は増えているということです。

かといって、すべてのストレスをなくすために、原始時代の生活に戻れるかというと、原始時代の方が平均寿命も短く、食糧状況も安定していなかったことはわかっています。その意味では、人間は様々なテクノロジーや文化を発展させてきたことで恩恵を受けています。

一方で、姿勢が悪くなる、ひいては健康を損なう原因は、これらの複数のストレスの総和だということも頭に留めておいてください。

■姿勢の3つの「ゴールデン法則」

脊椎を横から見た際の首の前カーブ（頸椎《けいつい》）、背中の後ろカーブ（胸椎）、腰の前カーブ（腰椎）という3つのS字カーブを、**「ゴールデンカーブ」**と呼んでいます。

また、耳、肩、股関節、くるぶしを結ぶ線が一直線上に整っている状態を、**「姿勢のゴールデンライン」**と呼んでいます。正確に言うと、耳の穴、肩の出っ張り（肩峰《けんぽう》）、お尻の横の出っ張り（大転子《だいてんし》）、膝の前外側の出っ張り（腓骨頭《ひこつとう》）、外くるぶしから3センチほど前を結ぶ線が一直線上に整っている状態です。

顔の面は、リラックスした状態で、壁の面に対した時、角度が15度程度上を向いている**「ナチュラルフェイスアップ」**状態が理想的です。顔の面が少し上を向く角度（アングル）のことを**「ゴールデンアングル」**と呼んでいます。

側面から見てゴールデンラインを通ったゴールデンカーブと、顔の角度のゴールデンアングルがあるからこそ、スイカの大玉と同じくらいの重さがある頭部を支えることができますし、それがそもそも直立二足歩行できる所以《ゆえん》なのです。

ゴールデンライン、ゴールデンカーブ、ゴールデンアングルという姿勢の3つの「ゴールデン法則」を身につければ、あなたの身体も心も、そして、人生までもがゴールドに輝くのです。

■姿勢がいいと、心に余裕が持てる

102歳まで通院いただいたおばあちゃんがいらっしゃいました。

初診で当院を訪れたのは、99歳の時でした。3回ほど施術を受けられ、姿勢の習慣の指導をしたところ、曲がっていた背中がずいぶんと伸びて姿勢がよくなり、それまでは家から外に出るのが億劫《おっくう》だったのが散歩ができるようになり、近くの深大寺そばを食べに行けるようになったのがうれしいということでした。

そしてこんな一言をいただきました。

「先生に早く出会えてよかったです」

そうかと思えば、３ヶ月の赤ちゃんと一緒に通院を始めたママさんからは（赤ちゃんの向き癖が直り、頭のゆがみがとれ、便秘が直り、機嫌もよくなりました）、

「もっと早く先生のことを知っていたらよかったのに……」

という一言をいただきました。

奇しくも、同じ日にまったく違うふたつの意見をいただいたわけです。

興味深いですよね。起きている事象は同じなのに、捉え方は正反対。もちろん未来のある赤ちゃんへのお母さんと、１００年近く生きてきたご本人という違いはありますが、よくなったという事実に対しての捉え方は立場や考え方によってこれだけ変わるのです。

今、ねこ背の姿勢だからとあきらめるのか、ねこ背だからこそ頑張るぞとか、よくしていくぞ、と考えるかはあなた次第です。

般若心経の「是諸法空想《ぜしょほうくうそう》」は、この世の中のあらゆる存在や現象には実体がないと述べていますが、姿勢がよくなったというのは歴然たる事実ではありますが、それに

どんな色をつけるかはその人の自由ということです。

さらに面白いのは、**姿勢がよくなってくると、心に余裕も出るのでしょう、ラッキーな考え方を選択するようになる方が多い**のです。姿勢のいい人は、傍《はた》から見てなんだか人生がうまくいっているイメージを感じるのは、こうした感覚を兼ね備えているからだと思います。

■姿勢がよくなると、ほかにもこんなにたくさんメリットが！

狂言師の野村萬斎さんがテレビに出演されていた時、

「自分は幼少の時から常に背すじを伸ばして、食事、勉強、狂言の稽古などをしてきたので、背すじを丸めると、つらいので丸めません。むしろ背すじは伸ばしていた方が楽です」

というようなことをおっしゃっていました。

逆に、ずっとねこ背で暮らしてきた方にとっては、ねこ背の方が当たり前になっているので、その方が楽に感じてしまうのでしょう。

しかし、これは、煙草や深酒がどうしてもやめられないというのと同じです。健康上よくないことだと落ち着いて考えればわかることであっても、人は習慣の生き物ですから、惰性でついつい続けてしまうのです。

姿勢が悪くなると、次のような状態になります。

脊髄において神経干渉が起き、神経の流れが悪くなる

↓

体液（血液、脳脊髄液、リンパ液など）の流れも悪くなる

↓

脳の働きが悪くなる、疲れや病気や怪我の回復が遅くなる、やせづらくなる

姿勢が悪くなると、なぜエネルギーが減る、すなわち元気がなくなるかというと、

姿勢が悪くなると神経や血液の流れが悪くなり、身体の中のコミュニケーションがう

まくいかなくなるためです。

まるで身体の中で交通渋滞が起こっているようなものですから、身体も脳も疲れてしまうのです。

だからこそ、**未病のうちにメンテナンスをしていくことが大切なのです。**症状が現れてからでは、つらさも増しますし、回復までに時間もかかります。

そうなる前に、姿勢のケアを徹底的に行ない、症状や病気が起こらないように身体づくりをしていくことが必要なのです。

姿勢がよくなると、症状の改善だけでなく、より高いレベルの健康を手に入れることができるようになります。

神経の流れも体液の流れもよくなり、代謝も上がり、呼吸もスムーズにできるので、酸素を身体中に運ぶことができるようにもなります。

結果、気持ちもスッキリし、集中力が高まり、判断力が高まると同時に、ストレスの軽減にも役立ちます。見た目も美しくなり、美容にもよく、印象もよくなるので得をします。

運動パフォーマンスも上がり、怪我の予防にもつながります。

結果的に病院での手術や入院、薬を飲むような可能性も低くなりますし、職場を休むことも減りますので、経済的にもメリットが生まれます。


自分の姿勢に対する意識をしっかりと持って、「姿勢貯金」をしっかり貯めていきましょう。そして、健康な状態を保ちながら、ここぞという時に存分にエネルギーを出し切ることができるよう準備をしていきましょう。

年を重ねてからも利息がたくさん入ってくることを考えると、この考え方は「姿勢年金」とも言えるかもしれません。

加齢により誰もが体力は衰えるものですが、年を重ねるほど、健康レベルの格差は広がります。

姿勢がよいと高い健康レベルを維持することにつながりますので、姿勢をよくすることは一番の健康保険とも言えるのです。

■子供に「よい姿勢」をどうやって教えるべきか

「子供の姿勢をよくしたいんですが、何度言っても聞かないんです。言った直後はいい姿勢になるんですけど、ちょっとするとすぐにねこ背に戻っていて」

というご相談をよく受けます。

たしかに、私も小学校などで講演をすると、姿勢の悪い子供が増えていると感じます。

ただ、子供たちも自分の姿勢が悪いことはよく理解しています。

その証拠に、「自分の姿勢が気になる人、姿勢が悪いと思う人はいますか？」と質問すると、8割から9割の子供たちが手をあげることから、子供たちもよい姿勢への意識は高いと言えます。

では、なぜ子供たちの姿勢はよくならないのでしょうか。

それは、**子供たちは「姿勢をよくしなさい」という言葉を耳にタコができるほど言われていても、具体的な方法論をきちんと教えてもらっていないから**です。

これは、「子供に勉強しなさいといくら言っても、勉強を継続してやらないんです」という相談への答えととても似ているように思います。

勉強の意味や楽しさを子供に伝えていけば、ある時点からは勉強をやる習慣はつくものです。

親が子供にできることは、姿勢にしても勉強にしても、その方法や意味、楽しさを根気強く伝えて〝癖づけて〟あげることでしょう。

私の治療院には、子供の姿勢をよくしたいと相談にこられる方があとを絶ちません。親御さんの中には、姿勢をよくするようにとくり返し言ってもまったく聞かない、お子さんの方は姿勢をよくしようと思ってもできないものはできない、ということで何度も喧嘩をしてきた方もいます。

小学校3年生の女の子が、たったひとりで姿勢の相談にきたこともありました。

私自身も子供のころは姿勢が悪く、ねこ背だったので、その女の子の気持ちは痛いほどわかります。

実際、私も、小学校4年生のころに、（両親が共働きだったということもあり）ひとりで何院もの病院を訪ねてまわったことがあります。

病院の診察券はたまる一方で、病院のカードだけでカード遊びができるほどでした。学校の先生に、「君はいつまで病院通いで学校を休まないといけないの？」と言われたこともありました。

■躾《しつけ》は姿勢をよくすることにつながっている

そもそも「躾」という字は、「身（からだ）」が「美しい」と書きます。

つまり、躾とは、姿勢をよくすることにつながっているのです。

「今でしょ！」のフレーズで有名になった東進ハイスクールの林修先生も、**子育てにおいて大事な「躾」とは、姿勢を整えること**だとテレビでおっしゃっていましたが、私もまったく同意見です。

哲学者であり、教育者である森信三先生が提唱された、「立腰《りつよう》（腰を立てること）」

という考え方があります。
「腰骨《こしぼね》をいつも立てて曲げないようにすることは、自己の主体性の確立をはじめとした人間形成を実現する、極めて実践的な方法です」
と森先生は述べられています。腰骨を立てることの意義は、古来、禅や武道、芸道などでも経験則として実証されてきました。最近では、立腰教育を実践している保育園なども増えてきました。

私は1977年生まれですが、私よりも少し上の世代の方は、特に姿勢を厳しく指導されたようです。少しでも姿勢が悪いと、こっぴどく怒られたというのもよく耳にします。

ただ、残念ながら「いい姿勢にしなさい」と言われたことはあっても、どうやったらいい姿勢になるかという方法を教えてもらった方は少ないのではないでしょうか。

姿勢をよくする方法は、段階的にわかりやすく伝えていかないと、伝わるものも伝わりません。

■子供に姿勢の注意をするなら、食事の時にしよう

ただ、親の方も四六時中、子供の姿勢に意識を向けるわけにはいかないですから、ポイントがあります。

一番大事なポイントは食事の時に注意をするということです。一般的に家族で一緒にゆっくり話ができるのは食事の時間だからです。

そこでまず、食べる時の姿勢をしっかりと指導してあげることが大切です。食事の時に肘《ひじ》をつくと、ねこ背になり、顔を突き出した体勢での食事になるためです。しかもこれは**イスに座れるようになったころ、つまり1歳ぐらいから意識をさせていくことが大事**です。

我が家では主に、カイロプラクターの妻が熱心に娘に指導をしてくれました。時に食事の際に肘をついていた場合は、その都度、根気強く注意してくれたので、成長した今では注意の必要はほとんどありません。

ちなみに、恥ずかしい話ですが、私は結婚当初は食べる時の姿勢が悪かったのです。そのため、妻から食事の時の姿勢をよくするようにと何度も注意を受けてきました。そのうちに娘の方がよい姿勢で食事をするようになり、いつのまにか私は娘にも注意を受けるようになりました。

親としての面目を保つためにこんなことではいけないと、それから私はよい姿勢で食事をするよう気をつけるようになりました。

話がそれてしまいましたが、**理想的な姿勢は、健康な身体をつくる基礎になります。**特に食事中の姿勢は重要です。

ねこ背になると、内臓を物理的に圧迫し、胃下垂になることもあります。また、消化、吸収、排泄にも悪影響を与えてしまいます。

子供は、成長すれば保育園や幼稚園、小学校に通うことになり、親と一緒に食事をする機会は減っていきます。ですから、家での食事の時に、子供にしっかりと意識を向けて、姿勢について厳しく伝えてあげることがとても大切だと感じています。

私の恥ずかしい実例も参考にしていただけたらと思います。

■心に気をつけ、姿勢はシャキーン！

私は高校の文化祭で、『11ぴきのねこ』のじいさん猫役を演じたことがあります。
その時のじいさん猫の台詞《せりふ》で、忘れられないのが次の言葉です。

世界のすべては気でできておる。空気の気、大気の気、あの「気」じゃ。

元気という言葉は、気が元と書きます。「病も気から」というように、人間の本質は、気や魂や心といったエネルギー体にあり、この世に生を受けてそれを体現するために、人は「身体」を手に入れたと私は考えています。

だから、**人がこの世で人生をまっとうするには、心も身体もハツラツとしている状態が望ましい**と思います。

すごい人のことを、よく「輝いている」とか「オーラがある」などと言いますが、人はその人の「気」やエネルギーを知らぬ間に感じとってしまっているのでしょう。

ところで、「気をつけ」という号令をご存じですよね。直立不動を命ずる号令です。その動作の中には、「あごを引く」という動きが含まれています。

日本では、この「あごを引く」ことが正しいとして長らく姿勢指導がされてきました。

しかしこれは、日本だけの間違った姿勢指導です。

というのは、あごを引いた姿勢を横から見ると、ストレートネック（ゆるやかにカーブしているはずの頸椎（首の骨）が、あごを引くことによってまっすぐな配列になってしまった状態）になってしまっているからです。

身体に無理がある姿勢だから、上下関係の証《あかし》として、上の立場の者が下の立場の者に強制的に行なっていたのかもしれません。

ちなみに、ストレートネックは別名を「ミリタリーネック（Military Neck）」とも言います。「軍人さんの首」という意味ですね。

こうした「気をつけの号令とともに、あごを引く」という間違った姿勢教育が浸透してしまっていることも、日本人の姿勢が悪くなった原因になっていると思います。

ですので、読者のみなさんは、どうかこれまでの、「気をつけ！」→「あごを引け！」のパターンを改め、「心に気をつけ！」→「姿勢シャキーン！」という新しい習慣を身につけていただきたいと思います。

「心に気をつけ、姿勢はシャキーン」。これを真面目に取り組んでいくと、どんどん姿勢がよくなっていきますし、あらゆる物事もスムーズに進みやすくなります。

■日本人がねこ背シルエットになってしまった3つの理由

日本人がねこ背シルエットになってしまった理由のひとつ目は、前述した「気をつけの姿勢で、あごを引く」という江戸時代末期にとり入れられたフランスの軍隊の規律を整えるための訓練法が、学校教育の朝礼や体育の授業を通じて広がり、一般的によい姿勢として定着してしまったためです。

ふたつ目は、日本人の謙虚な姿勢として、頭を低くすることが美徳とされてしまい、立場の上の方、目上《めうえ》の方よりも頭の位置を下げるという意識が増長したためです。

3つ目は、本来のお辞儀の作法が崩れ、頭を首から倒す「首お辞儀」になってしまったためです。

これら3つの理由が重なり、さらには指導する立場である親、教師、会社の上司もそのようにしているから、多くの人が何も考えずにねこ背シルエットになってしまったというのが実情です。

間違った「よい姿勢のイメージ」が、ねこ背シルエットを生み出しているのです。

もちろん、運動量が減っていることや、カイロプラクティックなどの姿勢矯正の治療を受けていないことも、理由のひとつにはなります。

しかし、ねこ背シルエットになってしまう最大の理由は、間違った姿勢知識が世の中に浸透し、正しい知識を教わっていない、知らないということなのです。

■「膝《ひざ》立《た》っち」のポーズで姿勢リセット――姿勢美人のコツをつかもう

よい姿勢の知識が身についたところで、行動面に進みます。

よい姿勢というのは、一度その感覚を味わえばずっと続けることができるものです。

自転車でも鉄棒でも一回コツをつかむと、あとはスイスイとできるものですよね。コツをつかんだらその感覚を大切にしながら、次は反復をしていけば、いずれそれは自分のものになります

この章の最後に、そのコツをご紹介しましょう。

まず、床でも畳の上でもいいですので、できるだけ平らなところで、両膝を立ててみてください。背筋がすっと伸びることを感じられると思います。これがいわゆる**「よい姿勢」**です。

なぜ、よい姿勢になれるかというと、膝をつくと、とりあえず膝の部分では前後と左右のバランスが保たれるからです。

人間は、足裏の重心のかかり方や、各関節の筋肉や靭帯《じんたい》の微妙な緊張とリラックスの状態を、神経を通じて小脳という場所でキャッチし、それらの情報をもとに姿勢のバランスを調整しています。

つまり、立つことができ、歩いたり動いたりができるように、脳が一番バランスが

よい状態にチューニングをしているのです。

たとえば、左右のバランスで言うと、人は目からの視覚的情報を得ることが非常に大切なので、常に目線が水平になるように脳が左右のバランスを調整しています。

そのため、どんなに姿勢が悪い方でも、（骨の変形や骨折、むち打ちなどの急性症状などがないかぎり）頭を横に傾けながら生活している人はいません。

姿勢バランスが前後に崩れても、目線だけは水平を維持しようとするのです。逆に言うと、目線を水平に保とうとするメカニズムがあるために姿勢が崩れるとも言えます。

足の場合は、通常、足裏の踵《かかと》、母趾球《ぼしきゅう》（足の裏の親指の付け根にあるふくらみ）、小趾球《しょうしきゅう》（足の小指の付け根付近にある肉の盛り上がった場所）の3点で身体を支え、足首、膝、股関節で上半身を支えています。

けれども、この「膝立っち」で両膝をついた状態は、膝で支えることでバランスが膝の一点に集中していますし、なおかつ、目線は水平を保とうとします。

つまり、前後、左右、回旋（くるくるまわること）の動きを膝から下で調整する必要がなくなるので、膝から頭の先までがよい姿勢になるのです。

こんな簡単に、「よい姿勢」を感じることができるなんて不思議だとお思いでしょうが、これが現実です。姿勢のコツをつかむ第一歩が踏み出せたご自身をほめてあげてください。

この「『膝立っち』のポーズで姿勢リセット」を3ヶ月間続けると、いい姿勢の筋肉バランスが当たり前になり、この姿勢の方が楽という状態になります。

運動、勉強、ダイエット……どんなことでも継続するのは大変なことです。

しかし、大変なのは最初だけ。自転車だって、一番力を使うのは漕ぎ始めです。スピードが出てくれば、あとは楽に運転できますよね。そのことを信じて、まずは天地人ポーズとともにこの「姿勢のコツ」を1週間、続けてみてください。3ヶ月が過ぎたころには、むしろこの姿勢の状態が当たり前になっていることでしょう。

「膝立っち」をしてから天地人ポーズをすると、さらによい姿勢の感覚がつかめると思います。ぜひセットで行なってみてください。

ただし、5%ぐらいの方は、この方法でも身体がぐらぐら揺れてバランスがとれない状態になります。こういう方は、交通事故やスポーツの怪我などで姿勢のバランスが極度に崩れている、あるいは筋力が不足している方です。

そういう方の場合は、膝で支えようとしても支えきれないので補助者が必要です。もし、おひとりで行なう時は、壁際で手をついてやるようにしてください。

第2章

正しい姿勢のために知っておきたい「サブラクセーション」の基礎知識

■「サブラクセーション」とは何か?

姿勢をよくしたからといって、すべての症状がすぐに消え去るわけではありません。**姿勢がよい状態を続けると、神経の流れもよい状態になります。そこからまわりの組織が回復して初めて「SOSのサイン」を消すことができる**のです。

それは、火災報知機の例えで説明することができます。

火事が起きた時に、火災報知器を止めても火事は消えないですよね。姿勢をよくすることだけで症状を止めようとする行為は、火事が起きた時に火災報知器だけを止めようとしていることと同じです。

次のイラストのように、骨がずれてしまうと、前後左右回旋のいずれにおいても、神経の流れが悪くなってしまいます。

すると、いろいろな症状が出たり、治癒力そのものが下がってしまいます。

この状態を、カイロプラクティックの世界では**「サブラクセーション」**と言います。

身体は骨格で支えられています。そして脳から全身に神経がめぐって、身体は機能

サブラクセーションによる神経や血管への影響

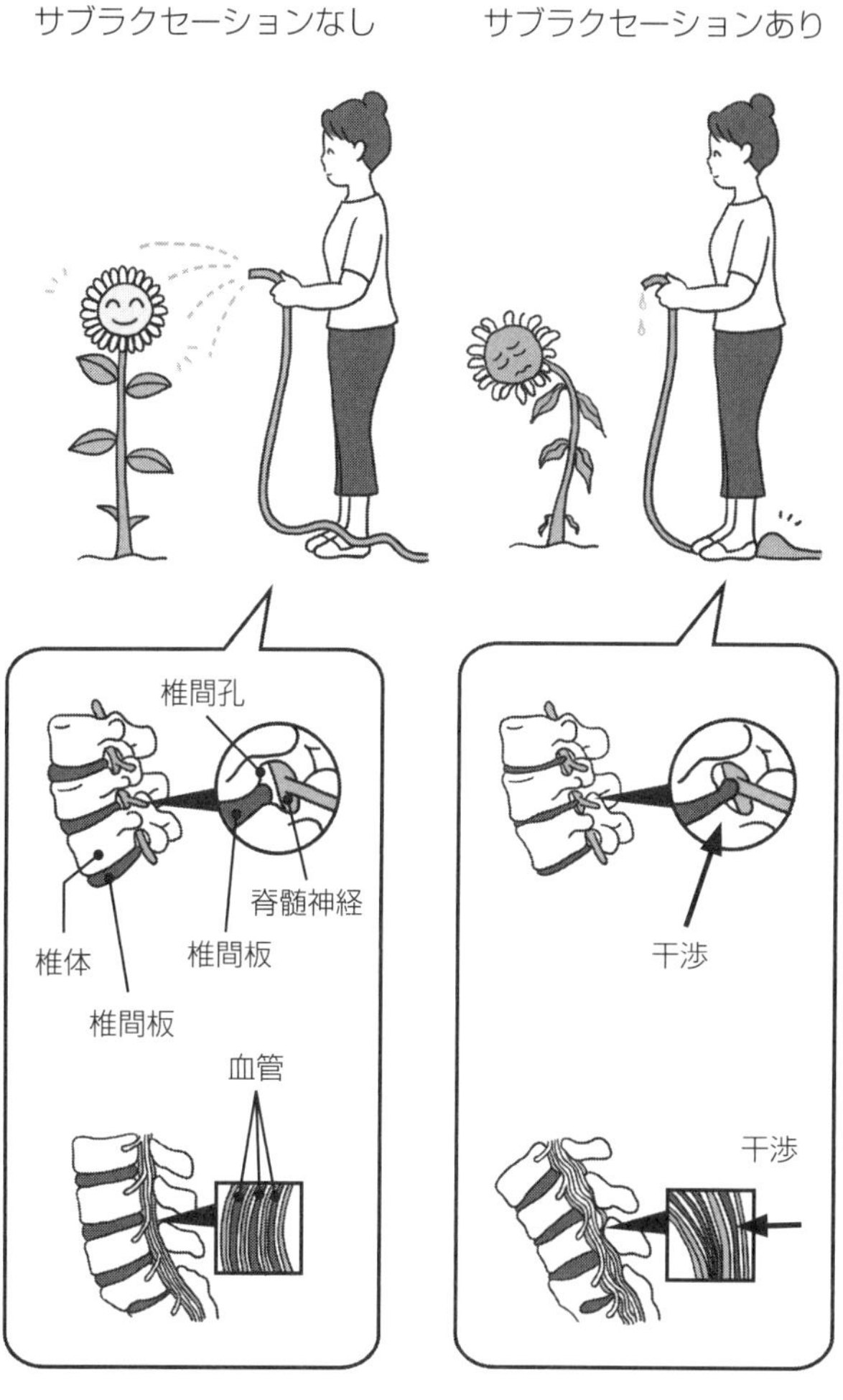

していますが、姿勢がゆがむと、骨の位置が正しくなくなり、神経の流れが悪くなります。骨の位置がずれ、神経の流れを妨げた状態になってしまうのです。

サブ（sub）が少ない、ラックス（lux）がエネルギー、エーション（ation）が状態、という意味ですので、サブラクセーションはエネルギーが低い状態という意味になります。

イメージしていただくと、たとえば水道のホースを足で踏んでしまうと水の流れが悪くなりますよね。

神経の流れも同じようにサブラクセーションができると、神経の流れが身体の中で悪くなってしまうのです。

■カイロプラクターは〝神経のお医者さん〟

カイロプラクティックの「カイロ」は「手」という意味ですので、私たちカイロプラクターは手で脊椎や手足の関節の動き、筋肉の緊張、神経の流れを検査し、サブラクセーションを発見します。

「プラクティック」は技術、治療という意味です。

動く範囲が少なくなっている関節に対して、骨や筋肉にアプローチして、正しい関節の動きになるように治療（矯正）をします。すると、背骨の並びが本来の位置に近づき、筋肉の緊張も緩み、よい姿勢をとりやすくなるのです。

ただ、放っておくと、悪い習慣のクセや生活習慣のために、またサブラクセーションができてきますので、**カイロプラクティックの施術を受ける場合は、1回ではなくて何回かにわたってある程度の期間、施術をしていくことが必要**になります。

これは、筋肉や神経の流れがサブラクセーションのあった状態を記憶してしまっているためとも言えます。

筋肉は60日程度でだいたいの細胞が入れ替わります。ですので、カイロプラクティックの施術は、ある程度の期間、通院する必要があるのです。

あとは、普段の姿勢に気をつけることであったり、自分に合ったエクササイズをしていくことで骨が本来の位置に落ち着き、いつでも関節がスムーズに動く状態になっていきます。

カイロプラクターというのは、サブラクセーションを発見し、矯正し、さらには予防する専門家です。

鍼灸師《しんきゅうし》は「経絡」という、目には見えないけれど身体の中にある流れや、血液の流れを見ますし、気功師は気の滞りに着目します。カイロプラクターは神経にフォーカスをしているのです。

よく私は、「骨のお医者さんなんですね」と言われるのですが、実際には、ナーブドクター、つまり神経のお医者さんというのが正しいかもしれません。実際、そのように呼ばれることの方が実状に合っていると思います。

■痛みやしびれなどの症状は「氷山の一角」

このサブラクセーションというのは、海に浮かぶ大きな氷山に似ています。痛みやしびれなどの症状は、悪い健康状態が続いた結果です。水面から上に見えている氷山の一角にすぎません。ほんの一部なんです。

痛みやしびれは、身体の反応のほんの一部です
（痛みやしびれがなくなっても、本当の原因はまだ残っています）

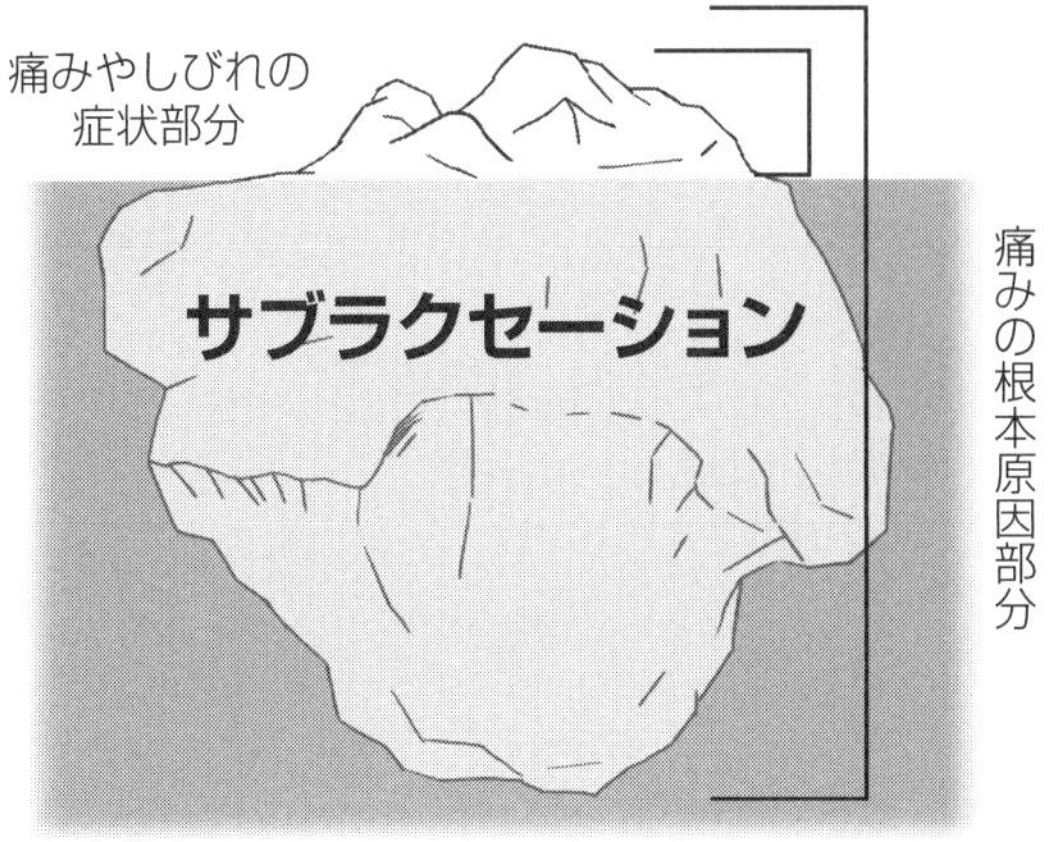
痛みやしびれの
症状部分
サブラクセーション
痛みの根本原因部分

イラストをよく見てください。本当の原因は水面下にあるのです。

カイロプラクティックでは、痛みやしびれなどの本当の原因であるサブラクセーションを突き止めます。

そして、動いていない関節を矯正して身体が自分で回復するためのきっかけを与えます。

つまり、**痛みやしびれなどの「症状」は一番先になくなっても、本当の「原因」はまだ残っている**のです。

カイロプラクティックのケアというのは、症状を消すことだけを目的にしているのではなく、むしろ、この原因そのものを根本から消していく、そういう治療法です。

■サブラクセーションができる原因は？

サブラクセーションができる原因は次の図にあるように大きくわけて5つあります。交通事故やスポーツの怪我、日頃の悪い姿勢などの「身体的・物理的ストレス」、煙草や薬、大気汚染などの「化学物質ストレス」、近年は特に「ストレス社会」と言われるようになったことでも知られる「精神的ストレス」、パソコンや携帯電話などの「電磁波ストレス」、台風などの低気圧や急激な温度変化などによる「環境ストレス」です。

通常はひとつだけではなくて、いくつかの原因が重なり合ってサブラクセーションができていきます。その結果として、関節の動きが悪くなり、椎間板にストレスがかかり、軟部組織が炎症を起こし、神経機能の異常を引き起こすことになるのです。

76ページの図を見てください。人生を電球に例えるなら、あなたはどちらを選びますか？

サブラクセーションを引き起こす5つのストレス

①身体的・物理的ストレス

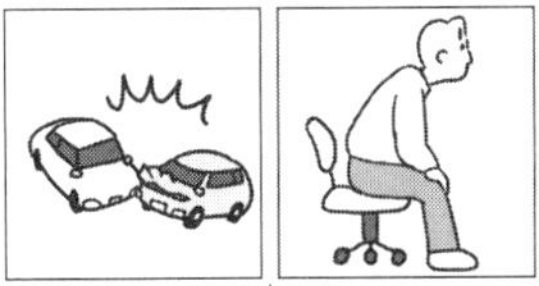

交通事故・車での急ブレーキ・分娩時の外傷・日ごろの悪い姿勢・運動不足・首や腰の骨を鳴らす・スポーツの怪我・転倒など

②化学物質ストレス

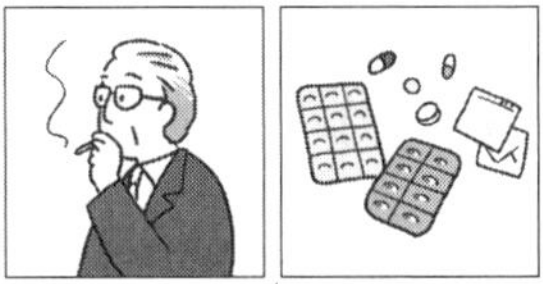

ニコチン・アルコール・カフェイン・薬（全種類）・栄養障害・加工食品・人工甘味料・界面活性剤・大気汚染など

③精神的ストレス

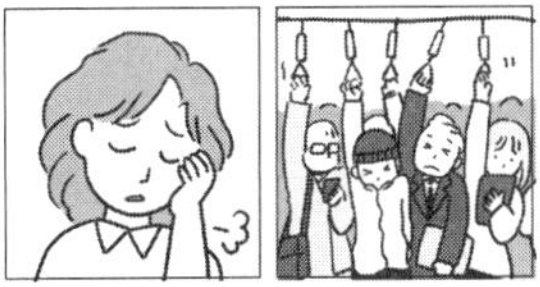

人間関係・お金のトラブル・将来への不安・いじめ・試験・満員電車・交通渋滞など

④電磁波ストレス

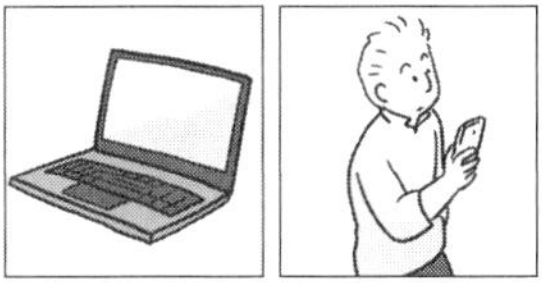

パソコン・携帯電話・電子レンジ・ＩＨクッキング・アースなし冷蔵庫・ドライヤー・高圧線など

⑤環境ストレス

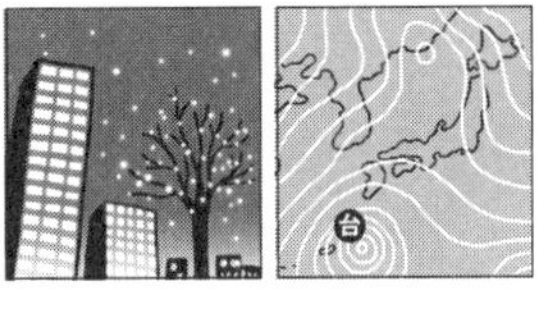

騒音・イルミネーション・異臭・急激な寒暖や気圧の変化など

人生を電球に例えたら、あなたはどちらを選びますか？

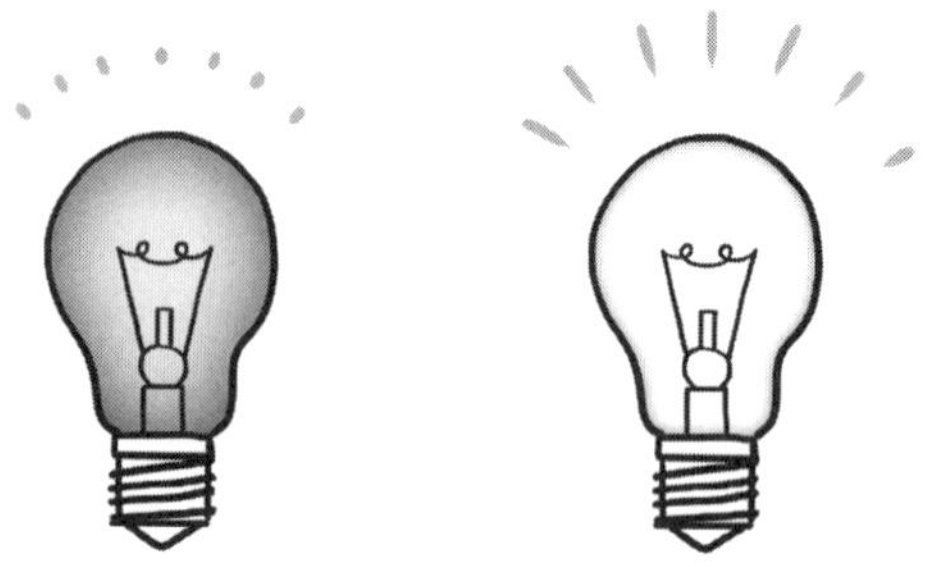
サブラクセーションあり
神経の流れ＝悪い
サブラクセーションなし
神経の流れ＝良い

電球は使っていると、左の電球のように暗くなってきます。新しい電球は右のように明るく輝きますよね。

人の身体で言うと、病気ではないけれど、昔に比べて疲れやすい、疲れがとれにくく、なんとなく本調子じゃない日が続く、そんな状態が左の電球です。

これは、東洋医学で言うところの「未病」の状態です。いわば病気の前段階です。

姿勢をよくしていくと、サブラクセーションがなくなり、右の新しい替えたての電球のように、身体中にエネルギーがみなぎった状態になります。

もちろん、人によって個性も人生もいろ

いろですから、あなただけの電球の色があります。私たち姿勢の専門家は、いわばあなたの持っている「本来の色」を存分に輝かせるお手伝いをしているのです。

■健康づくりのための3つのステップ

次に次ページの図を見てください。

私は、症状がある状態の時期を**「症状改善ケア期」**と呼んでいます。

次の**「姿勢矯正ケア期」**は、姿勢をよくするエクササイズを始めていただく時期です。

この状態の時は、症状が軽減はしていても、また同様の症状が出る場合もある不安定な時期でもあります。

たとえば、膝をすりむいてかさぶたができた時、すぐにかさぶたを剥《は》がすと血が出てきますよね。表面的には治ったように見えても、根本的にはまだ改善していない時期です。

つまり、一言に治癒と言っても、プロセス（過程）があるのです。

健康づくりのための3つのステップ

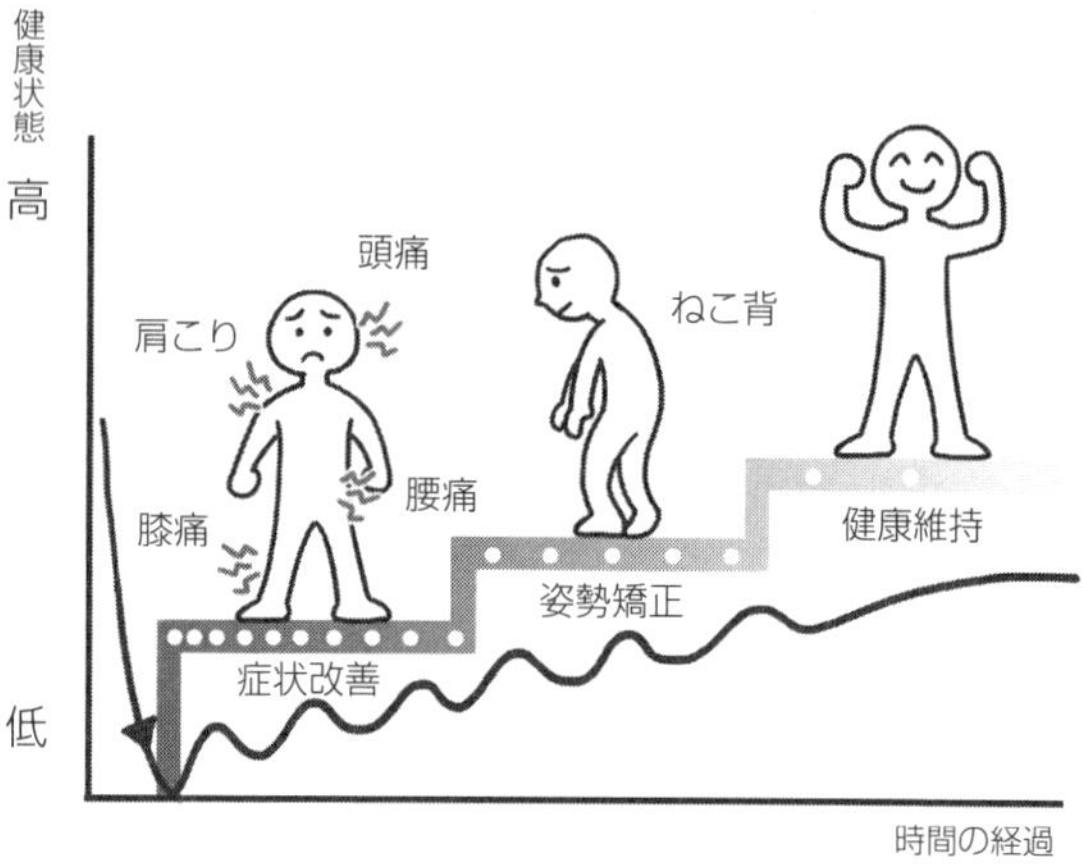

しかし、痛みがあるからといって安静にしていたらいいというわけではありません。多少の痛みであれば、治療を受けたりするだけでなく、トレーニングなどの運動をする段階に進むのが効果的です。

最後の**「健康増進ケア期」**では、元気な状態を維持、増進していただきます。この時期の通院の頻度は2週間に一度くらいをお勧めしています。

ちなみに、症状改善ケア期では、数週間から数ヶ月ごとに検査を行ないますが、初回で行なうような全身の検査は行ないません。

というのは、その日の天気、湿度、気分などで身体の調子というのは変わるものだからです。そのため、施術の効果は毎回判断するのではなく、一定回数の治療を受けてから検査をして判断します。

さらに言えば、カイロプラクティックの効果が表れる時期は、人それぞれです。決して「早いからよい」というわけではありません。

一般に、「症状が出てからの期間が短く、年齢が若い方」＝「早い」、「症状が出てからの期間が長く、年齢が上の方」＝「遅い」という傾向はありますが、断定はできません。

■すべては「背骨に書いてある」

サブラクセーションができると、神経の流れが悪くなってしまいますので、81ページのように、様々な神経症状が出たり、病気になったりします。

カイロプラクティックはどんな症状や病気でも治せるというわけではありませんが、サブラクセーションが原因で起きた症状に関しては、改善のお手伝いをすることができます。

たとえば、腰痛のある方に、足に圧迫を加えて痛みが出るかどうかの検査をするのですが、その際、ふくらはぎなどの足に痛みがある場合は、腰に原因があると考えられます。

なぜ、そういうことになるかというと、人間の身体は脳から背骨の間を通って神経が流れており、どこの背骨から身体のどこの神経が流れるかが決まっているからです。

この例で言えば、足につながる神経の箇所の背骨（脊椎）にサブラクセーションがありました。そして、ふくらはぎに圧を加えると痛みがありました。

これは、サブラクセーションが原因で足の裏を流れる坐骨神経という神経の流れが悪くなり、本来は緩んでいるはずの筋肉が硬くなっているので、そこに圧を加えることで通常であれば痛くない程度の刺激でも痛いと感じるようになるのです。

つまり、足の痛みという表面的な症状の原因は、根本的には腰が原因だと特定できるのです。

こうした検査をしていくと、足が痛いと思っていらっしゃる方でも、じつは腰に原

サブラクセーションが原因となりうる症状

筋骨格・血管系
頭痛、肩こり、腰痛、すべり症、肩・肘・手・股・膝・足の痛み、変形性関節症、椎間板ヘルニアなど
消化器・内分泌・代謝系
胃炎、潰瘍、大腸炎、肝疾患、下痢、便秘、甲状腺疾患、糖尿病、高コレステロール、痛風、慢性疲労など
泌尿器科系
腎・尿管結石、腎・膀胱疾患など
循環器系
動悸、失神、不整脈、心疾患など
呼吸器系
風邪、発熱、アレルギー性鼻炎、ぜんそく、咳、肺炎、肺疾患など
皮膚科系
アトピー性皮膚炎、湿疹、ヘルペスなど
耳鼻科系
難聴、耳鳴り、内耳炎、中耳炎など
眼科系
視力の低下、斜視、視野狭窄など
婦人科系
生理痛、生理不順、生理前症候群、閉経後症候群など
神経系・精神系
自律神経失調症、うつ、不眠、三叉神経痛、顔面麻痺、手根幹症候群、坐骨神経痛、てんかんなど
小児科系
小児ぜんそく、夜尿症、自閉症、ADHD、ADD、病気になりやすいなど
その他
免疫力低下（感染症に対する抵抗力の低下）、原因不明の症状など

注・すべての症状が脊椎のみの原因で起こるわけではありません。

因があったり、指先のしびれで悩んでいても、じつは首のサブラクセーションが原因で起きていたりする場合があるのです。

よくあるのは、足だけに痛みがあるということで来院された方に、

「前に腰を痛めた経験がありませんか？」

と尋ねると、「あります、なんでわかるんですか？」と言われることです。

それは「背骨に書いてある」からです。カイロプラクターは、神経学や解剖学の基礎医学の情報と臨床経験から、背骨のゆがみと症状の関係性を読みとることができるのです。

また、症状は消えたとしても、根本の原因であるサブラクセーションが残っている場合、たとえばそれが足の痛みにもなりますし、神経のつながりでそれぞれの症状に関連していくのです。

■「痛みがなければ健康」というわけではない

前著『1日3回で、ねこ背がよくなる「姿勢の魔法」シャキーン！』でもご紹介し

たエピソードですが、娘が5歳の時に、ふとこんなことを言い出しました。「パパ、サブラクセーションって、痛くなくてもある時があるんだよね。そのこともっと患者さんに言った方がいいよ」

正直そこまで理解していることにびっくりしましたが、それは事実なんですね。

だから、**私たち治療家は、時には予防家として、症状がある箇所だけでなく、症状がない未病の状態でも健康レベルを高めるためにできることをご提案したいと思っています。**

サブラクセーションができて時間が経過し、一番最後に症状が出てくるというケースがよくあります。

どうしてこういうことが起きるのかというと、ひとつには、痛みを感じる神経（痛覚神経）は神経全体の約6％しかないからです。

次ページのイラストを見てください。痛みは脳に伝わる情報のひとつにすぎません。

また、痛みだけで、症状の重さが決まるわけでもありません。さらに言えば、痛み

痛みがなければ健康と言えるのでしょうか？

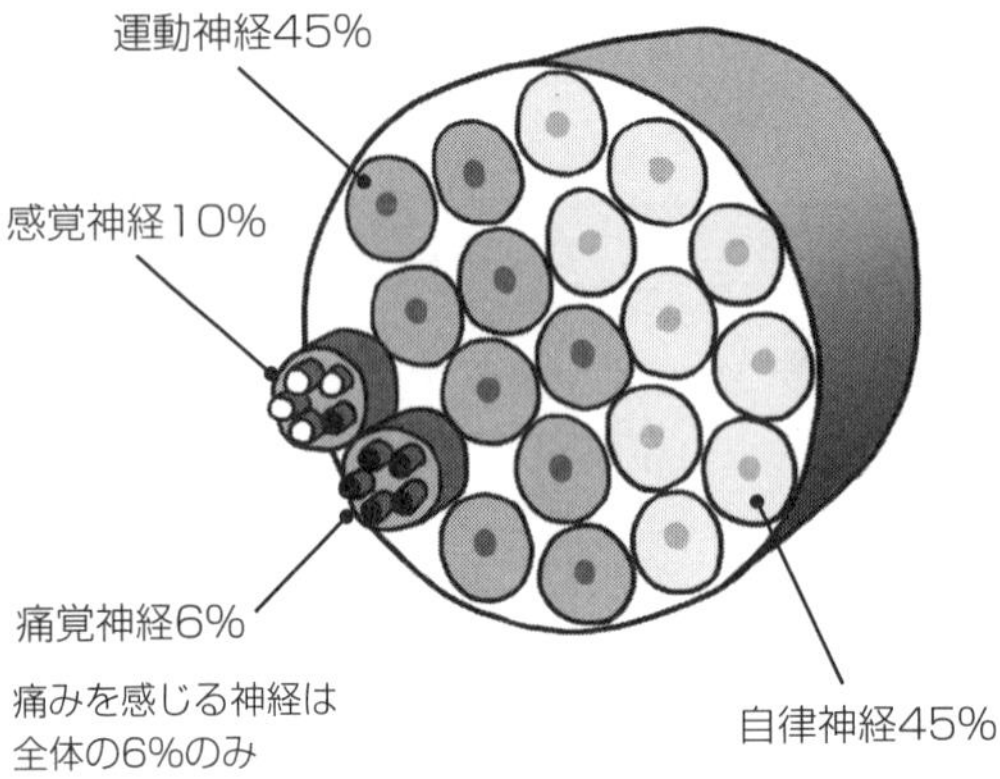

がなくなっても、サブラクセーションまでなくなったことにはならないのです。

だから、身体に少しゆがみが出ているだけでもすごく痛みがある場合もあれば、すごくゆがんでいるのに、そんなに痛みを感じない場合があるのです。

ちなみに、初めて心臓の発作を起こした方のおよそ5割が最初の発作で亡くなられているのだといいます。また、がんも末期になってから症状（痛み）が出てきて初めて気づくという方もたくさんいらっしゃいます。虫歯も痛みが始まってからが虫歯の始まりではないように、サブラクセーションは静かに進行するものです。

痛みというのは健康の指標のひとつにはなるのですが、痛みがないから健康かというと、そういうわけではないのです。

ですので、痛みのあるなしだけではなく、姿勢やサブラクセーションがどうなっているかというのを、常にチェックしていただきたいと思います。

今、あなたは症状が改善している時期かもしれないし、一時的に症状が出てきている時期かもしれません。

自分の状態がどうかを知るには、専門家の検査もぜひ受けてみてください。

第3章

姿勢を整える最強メソッド！
すぐにできる簡単エクササイズ集

■座り姿勢は「姿勢シャキーン！」と「武士のポーズ」

座る時の正しい姿勢として、前著で「姿勢シャキーン！」をお伝えしました。

おさらいすると、「姿勢シャキーン！」というのは、まず、イスに浅く腰掛けます（ちょこんとイスの前の方に座るので、これを「ちょこんと座り」と呼んでいます）。両足は、つま先も踵も地面につけます。それから、小さく前ならえをしたあと、手のひらを天井に向け、肘を後ろに引き、腰にカーブをつくり、手をおろします（腰を反らす時に痛みが出るようでしたら無理はしなくて大丈夫ですし、その場合は数秒程度でもかまいません）。

この「姿勢シャキーン！」を実践して、腰を反りすぎる方の場合（特にお子様の場合は、身体が柔らかいため反りすぎてしまいます）、次にご紹介する「武士のポーズ」を試してみてください。

「武士のポーズ」とは、その名の通り、武士のような座り方です。

まず、イスに浅く腰掛ける、「ちょこんと座り」をします。両足は、つま先も踵も地面につけます。次に、小さく前ならえをします。ここまでは、「姿勢シャキーン！」と同じですね。

ここから手を開いた状態で、人差し指、中指、薬指、小指はくっつけて、親指をほかの4本指と45度に開きます（これを「親指ピーン」と名付けています）。手のひらを前に向けた状態で、手をひっくり返して親指は下に向け、親指と人差し指の間を股関節と太ももの間（身体の前方）に当てます。次に、「天地人ポーズ」の時のように身体を引き上げる意識を持ちます。目線は目の高さを保ちます。これで横から見て頭が前に出ていたり、顔の角度がまっすぐや下を向いていたら、「ナチュラルフェイスアップ」になるように、前述した「見上げてごらん姿勢リセット」をします。そうすると、腰を反らせすぎることがなく、よい姿勢になります。

日本人の「所作」の代表例である「お辞儀」をする時も、首を前に出して行なう「首お辞儀」ではなく、首は前に出さずに、「武士のポーズ」を維持したまま、手の触れている股関節を支点にして背骨のS字カーブは保ちつつ、股関節の運動性を利用して身体を前に倒しましょう（これを「『姿勢の魔法』シャキーン！メソッド」では、「武士のお辞儀」と呼んでいます）。

やってみて思わず、「かたじけない」という武士の言葉が浮かんできたら、あなたは根っからの日本人です。

■「2点ゆらゆら調整法」で姿勢シャキーン！

頭と仙骨《せんこつ》（骨盤の中央にある逆三角形の骨）は、じつは前後左右回旋の方向で、ゆらゆら動いてバランスをとっています。頭でバランスをとっているし、同時に仙骨の方でもバランスをとっているのです。

この仕組みを利用した「**2点ゆらゆら調整法**」メソッドをご紹介しましょう。

●ステップ1「姿勢シャキーン！」

イスに浅く腰掛け、小さく前ならえをし、両手のひらを天井に向け、肘を後ろに引き、腰にカーブをつくります。

●ステップ2「見上げてごらん姿勢リセット」

次に本書の冒頭でもご紹介した「見上げてごらん姿勢リセット」を行ないます。頭を後ろに向けていき、できるかぎり後ろに倒します。頭を後ろにできるかぎり倒すことは、首まわりの筋肉をいったん緩ませることと、前に出ていた頭部を胴体の上に「ちょこんと乗せ」をすることのふたつの意味があります。ただし、この動きはゆっくりと5秒ぐらいかけて行なってください（動きを速めると、首を傷めますので注意が必要です）。

それから、頭をゆっくりと5秒程度かけて戻します。戻す位置の目安は、頭の重さが一番軽いところにします（これを「頭をちょこんと乗せ」と呼んでいます）。

この際の目線は、目の高さでまっすぐ見るようにしてください。

●ステップ3「2点をゆらゆらさせる」

その体勢で、頭と仙骨をゆらゆらさせる感じでバランスをとってください。

この「姿勢シャキーン！」と「見上げてごらん姿勢リセット」を組み合わせた、「2点ゆらゆら調整法」をしっかりやっていきましょう。

■よい姿勢になるためのエクササイズ「起き上がりピノキオ」

きれいな円を描く時には、補助の点線をなぞればきれいに円が描けるものです。これをよい姿勢づくりに置き換えて考えると、姿勢をよくするためのポイントとなる点をひとつひとつ理解していくことは、よい姿勢になるための新しい感覚をつかむということです。これを、以後、よい姿勢を意識する時のチェックポイントとしてご活用ください。

ここでは、**「起き上がりピノキオ」**というエクササイズをお伝えします。このエクササイズは、よい姿勢を意識する時のチェックポイントを理解するのに有効です。

操り人形のピノキオが起き上がる様子をイメージするために、操る糸をあなたの筋肉だと考えてみてください。操り人形というと、誰かに操られているイメージを持つ方もいると思いますが、糸は意図（いと）、つまり、あなた自身の意識で、あなたの身体をコントロールし、よい姿勢をつくるのだとお考えください。

ねこ背になった状態から、筋肉の糸が上に引っ張られ、背骨が順番にひとつずつスローモーションで下から順に積み上がっていくようなイメージです。立位でも座位でもよいですので、前述したゴールデンカーブ、ゴールデンライン、ゴールデンアングルを意識しながら、できるかぎりゆっくりと、仙骨、腰、背中、首、頭と、引き上げていきましょう。最初は目を閉じて行ない、頭が持ち上がってきたらピノキオ人形のように目を開けます。

そうすると、体の重心位置が今までより高くなり、シャキーン！シルエットになっているのを感じられることと思います。

先にご紹介した「見上げてごらん姿勢リセット」も、起き上がりこぼし人形のような下に重心があるイメージではなく、起き上がりピノキオのような操り人形がスローモーションで引き上げられるようなイメージで行なうと上に重心がくるでしょう。

いずれの動きでも、最終的には耳の位置が肩の真上にくることをイメージします。

また、注意点は必ずゆっくり行なうということです。

ぜひ、**「起き上がりピノキオ」と「見上げてごらん姿勢リセット」を単独、または組み合わせて、毎日3回は意識して行ないましょう。**

■頭の位置は身体の上、顔の角度は15度程度で「フェイスアップ」を

「姿勢の魔法」シャキーン！メソッドの特徴は、日本人の頭の位置と角度の目安を示していることにあります。

実際に、私の治療院のクライアントとインターネット上で治療家を除く一般の方3００人を対象に、少し下を向いている「ダウンフェイス」、壁の面に対した時、顔と壁が平行な「ストレートフェイス」、少し上を向いている「アップフェイス」のうち、どの姿勢が正しい姿勢だと思いますか？　という質問をしました。

すると、ストレートフェイスやダウンフェイスを選ぶ方が全体の7割、正しいアップフェイスを選ぶ方は全体の３割でした。さらには、実際の顔の向きは9割以上の方がダウンフェイスかストレートフェイスになっていると回答されました。

どの顔の向きが正しいと思いますか？

①ダウンフェイス
少し下を向いている

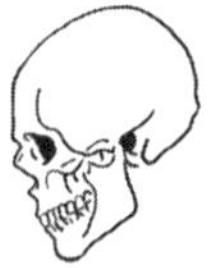

②ストレートフェイス
顔が壁の面と並行

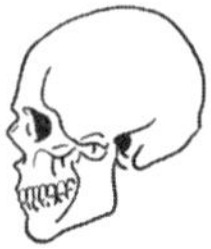

③アップフェイス
少し上を向いている

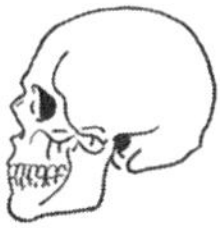

これは日本人を対象にした調査ですが、外国の方に尋ねると、多くの方がアップフェイスがよいと答えます。よいと思う姿勢の意識がこれほどまでに違うのです。

現代の日本人のよい姿勢の意識は、「あごを引く」ことで、顔の前面の角度は横から見てまっすぐ、つまり、地面に向かって垂直、壁に向かって平行という方が多いようです。

さらには、自信がなかったり、人に合わせようとする日本の「謙虚を美徳とする意識」が加わり、ダウンフェイスになっている方も多いです。さらには、本来は身体の真上にくるはずの頭の位置がずいぶん前の位置にきている方も多いです。

あるいは、頭の位置が身体の真上にあるのに、顔の角度はまっすぐなストレートフェイスだったり、顔の向きはアップフェイスなのに頭の位置が前にきていたりもします。

しかし、**正しくは、顔は15度程度上を向いているのが正しい角度です。**これを「ナチュラルフェイスアップ」と呼びます（ただし、首や背中の関節が変形していたり、極度に姿勢がゆがんでいる方もいらっしゃるので、絶対的な角度ではないことはご了承ください）。

これまでダウンフェイスやストレートフェイスだった方は、ナチュラルフェイスアップにすると視線が高くなりがちです。そのため、工夫として視線は目の高さぐらいを水平に見る調整が必要です。

ナチュラルフェイスアップがよい理由は、主に次のようなものです。

首にかかる負担が少ないから。

舌が上あごに触れることで、頭を支えてくれるから。

気道が確保され、より多くの酸素をとり入れられるから。

鼻呼吸ができるから。

噛む力が強くなるから。

フェイスラインが見えて、あごがシャープになり、首のシワもとれるから。

ストレートネックになるのを予防できるから。

生理湾曲（横から見るとS字のようなカーブを描いている脊柱の正常な状態）を維持できるから。

背筋がシャキーン！となって見た目の印象がよくなるから。

気持ちが前向きになるから。

消化・吸収・排泄力が上がるから。

神経の流れがよくなって、身体の機能が正しく働くから。

ナチュラルフェイスアップは、学校教育、スポーツ、ボーイ（ガールズ）スカウト、民間会社など、あらゆるところでとり入れていただきたいことです。

ここまで読み進めていただければ、「アップフェイスだとあごが上がっているので偉そうに見えるからできない」という精神的な負担はだいぶ減るのではないでしょうか。

五十肩に効果あり！「ナチュラルアームアップ」（自然体《しぜんたい》御三家エクササイズその1）

腕上げ体操、背伸び、呼吸法。この自然体になってもらうための3つのエクササイズを、私は「自然体御三家エクササイズ」と名付けています。

まずは、「自然体御三家エクササイズその1」の腕上げ体操をご紹介しましょう。

五十肩になると、肩を上げづらかったり、服を着る時、腕を袖に通そうとすると、腕や肩周囲に痛みが出たり、ひどいと仰向けで寝る時に腕の下に支えを置かないと寝られなかったりします。

肩が痛くて動きに制限がある状態を五十肩というだけですので、年齢は特に関係ありません。小学生でも肩がちゃんと上がらない子供はいます。

肩を上げるという動作だけでも、上腕骨、鎖骨、胸骨、烏口突起《うこうとっき》、肩甲骨、肋骨、脊椎、頭という8つの部位が連動し、それぞれをつなぐ筋肉が動きます。また、一口に肩を上げるといっても、様々な動きがあるのです。

ところが、現代のパソコンやスマートフォンにどっぷりの生活になっていると、運動でもしないかぎり、腕を肩から上に上げることをあまりしなくなります。

日常動作が固定してしまうと、同じ筋肉に同じ負荷ばかりがかかり、ほかの筋肉を使わない「省エネ」の動きになってしまうのです。

このような状態を変えるには、一見無駄に見えるような、いつもとは違う動きをして、違う刺激を与える必要があります。

それを踏まえて、いわゆる**五十肩の方向けの体操**をご紹介しましょう。

五十肩の方向けの体操 ナチュラルアームアップ

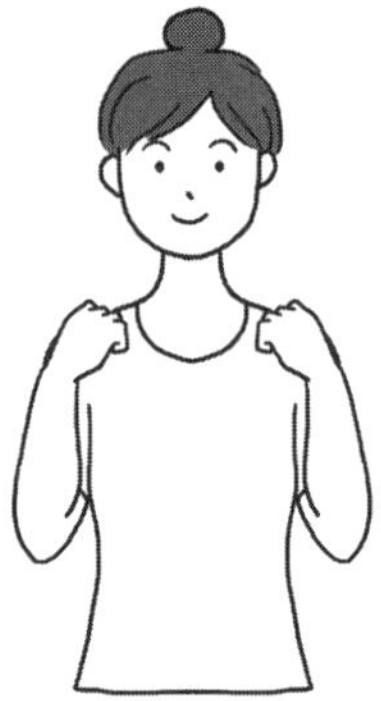

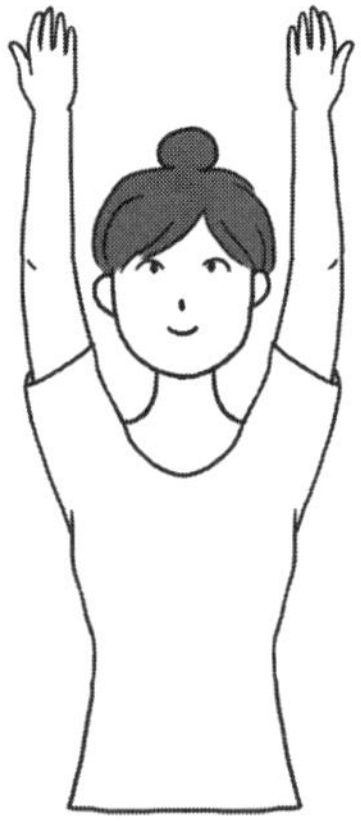

肘を曲げて、両手の指先を肩に当てます。肘は身体の外側に向けずに、胸の前に向けます。

それから両腕を肩の真上に上げます。ラジオ体操では手を開いて内側に向けますが、この体操では手のひらは後ろに向けます。

また、ラジオ体操ではリズムに合わせてカクカクした動きをする方が多いですが、力を抜いてリラックスした状態で行ないます。

頭は、頭の重さが一番軽いところに乗せる（頭をちょこんと乗せ）ようにして、顔は斜め上方を見るようにしてください。

腕が上がりきったら力を抜いて、手を下におろしましょう。これを10回ほどくり返します。

五十肩の症状の方は、左右で上がる高さが異なりますが、それぞれ上がるところまでで大丈夫です。

■姿勢がよくなる背伸びと軽いジャンプ（自然体御三家エクササイズその2）

「天地人ポーズ」や「姿勢シャキーン！」で姿勢を意識しても、なかなかどれがよい姿勢かわからない、ついつい力が入ってしまってどうやって力を抜いたらよいのかがわからないというお声を耳にします。

リラックスした自然体の姿勢になるために、背伸びや軽いジャンプをお勧めしています。

背伸びの方法は、ゆっくりと踵を上げ、背伸びをして5秒ほどキープし、ゆっくりと踵をつけて立ちます。

バランスがうまくとれない方は、壁に軽く手をつけて行なうのをお勧めします（イスやテーブルなどでもよいのですが、意識が下にいきやすいので、最初は壁を使ってください。そうすると自然な立ち位置になります）。

軽いジャンプの方法は、膝を軽く曲げて、その場で数回軽くジャンプします。不安がある方は、つま先を浮かさずに踵だけ浮かせるだけでもよい、つまり背伸びに少し勢いをつけた感じの動きで大丈夫です。

腰や膝に問題がないという方でも、数センチの高さのジャンプで充分です。ただし、腰や膝に不安のある方は、まずは背伸びをゆっくり行なうだけに留めておいてください。

■姿勢がよくなる呼吸法（自然体御三家エクササイズその3）

ヨガや武術でもいろいろな呼吸法はありますが、ここでは私のお勧めする呼吸法エクササイズをご紹介します。

呼吸法の効果としては、酸素をとり入れることはもちろん、穏やかなリズムやよい姿勢で身体に意識を向けて行なうことで、自分と調和できるという効果があります。自然な自分のリズムをとり戻すことができるのです。

この呼吸法のポーズをとっている間は、鼻から吸って口から吐く腹式呼吸を長くするようにしましょう。それぞれの秒数は目安程度にしてください。

①天地人ポーズ（18ページ）、または「姿勢シャキーン！」のポーズ（88ページ）をとります。

立ってでも座ってでも結構です。

②〈息を吐く〉～8秒～

全身の力を抜いて、息を口から吐きます。

次に、自分の中の疲れ、嫌な感情、たまっているネガティブなものたちを身体からすべて出すイメージをします。

③〈息を止める〉～4秒～

息を止めます。

④〈息を吸う〉～2秒～

鼻から息を吸います。

息を吸うたびに、足の裏から地球のエネルギーが入ってくるイメージをします。この時に、自分の好きな花や木々をイメージするのもよいでしょう。

足の裏からふくらはぎ、太もも、お腹を通り、胸までゆっくりとエネルギーを満たします。さらには、首を通り、頭のてっぺんまで自然界のエネルギーが身体を満たすイメージをします。

⑤〈息を吐く〉～8秒～

口からゆっくり口笛を吹くようにゆっくり息を吐き出します。目の前にロウソクがあったら火が消えないぐらいにゆっくりと出します。吸ったときの3倍くらいの時間をかけて吐きます。

⑥〈止める〉～4秒～

息を止めます。

そのあとは、リラックスした雰囲気でこれを数回くり返します。

この呼吸法を行なうことによって、身体の中を流れるリンパの循環がよくなることが期待されますし、何より気持ちが落ち着きます。その結果、自律神経が安定することで姿勢が整っていくのです。

食事の前に数回行なうと、消化吸収がよくなることにもつながります。

この呼吸法はどこでもできますし、道具もいりません。ちょっと疲れたかな、と感じたら、いつでもやってみてください。

緊張したり、ストレスを感じる場面があると、呼吸が浅くなったり、胸や肩だけで息をするようになったり、ため息が出たりします。そんな時は、この呼吸法をぜひお試しください。

この自然体御三家エクササイズ（腕を上げる、背伸びまたはジャンプ、呼吸法）を行なうとリラックスができるのは、それだけ普段、無理な姿勢、動き、呼吸をしているということでもあります。

普段の生活で、同じような動作ばかりをくり返したり、礼儀のためとはいえ身体の動きに負担のかかる所作を行なっていたり、ストレスをためたりと、いかに身体に無理をかけていたのかに気づいていただけたら幸いです。

猫はよく気持ちよさそうにストレッチをしていますが、あんなふうに気持ちよく身体をリセットしていただけたらうれしいです。

■簡単にねこ背を解消！「肩甲骨グリグリ体操」

これは、姿勢をシャキーン！とし、肩甲骨まわりを動かすことが目的の体操です。パソコンやスマホを使う人はもちろん、いわゆるねこ背シルエットの方にお勧めします。

①肘を90度ぐらいに曲げた状態で腕を上げ、胸を開き、手のひらを外側に向け、手の位置を肩の高さぐらいにします。

肩甲骨グリグリ体操

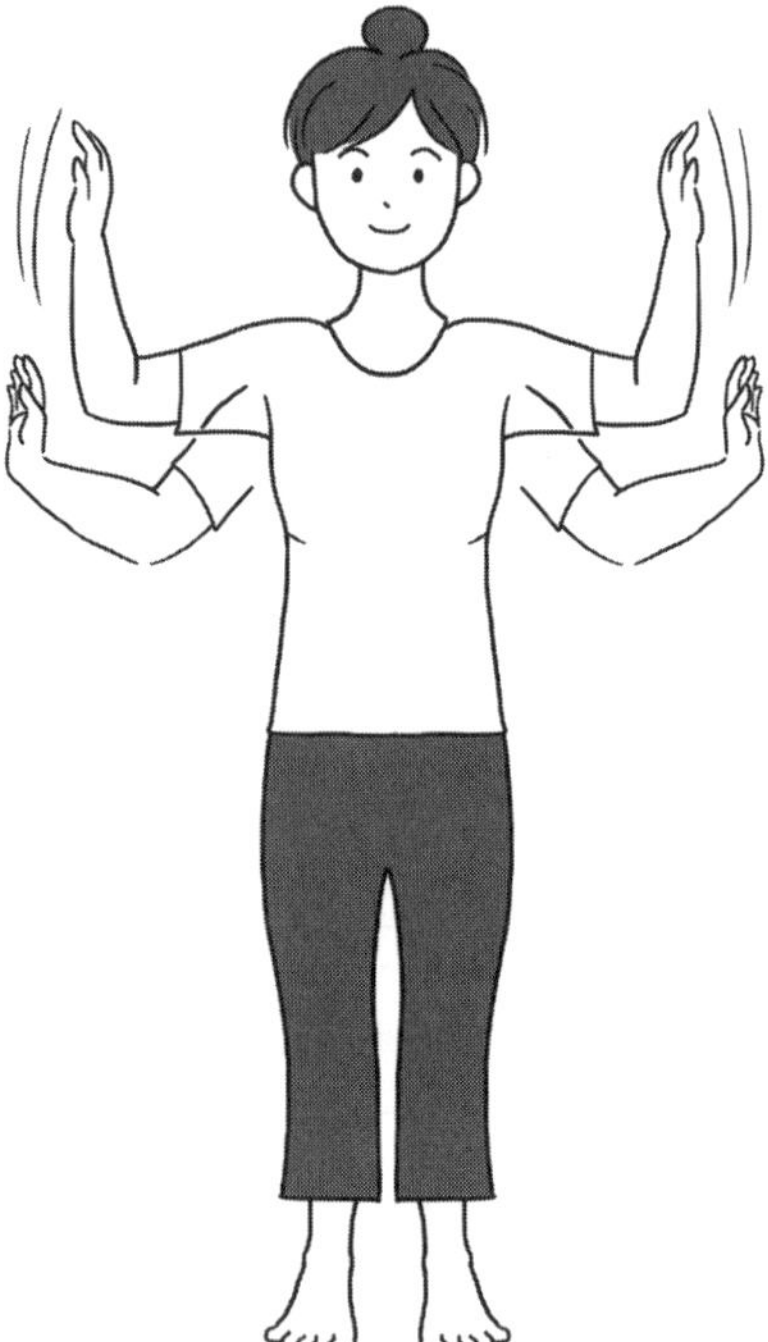

② 肩甲骨同士の間を狭めた状態をキープしたまま、腕を上下させます。
③ 上下と前後をそれぞれ4往復したら、肘を顔の前でつけます。

これでワンセットです。10セットもやれば、筋肉がほぐれ、血行がよくなります。上下と前後運動が簡単にできるようであれば、肘の角度は90度に曲げたまま、後ろ回しをするとより効果的です。

この体操の別名は、**「不死鳥の舞」**です。パソコン作業や肩こりで疲れがたまっても、この運動をすると回復して仕事に再び戻れることと、動きが鳥が羽ばたく動きに似ていることから、この名前をつけました。パソコン作業をしている方には、オールシーズンやっていただけるエクササイズです。

■足から姿勢をよくする方法——正しい立ち方、歩き方

積み木を高く積もうとする時に、下の積み木がずれていると、バランスを失い崩れやすくなります。

人間の姿勢の場合も同様で、足元がずれていると体幹もずれてしまいます。

静止姿勢において、ひとつ目に大事なのは、**足裏は3点で支えられているかどうかということです。**

3点というのは、踵、母趾球、小趾球です。

カメラの三脚のように、地面の設置箇所数を少なくしても安定するのがこの3点なのです。

ふたつ目に大事なのは、この**3点を支点にしたアーチ（足弓）ができているかどうか。**このアーチがない状態が、いわゆる「偏平足《へんぺいそく》」です。

3つ目に大事なのは、足の指が地面をつかめるように軽くついているかどうかです。足の指が地面についていない状態を、「浮き指」と呼びます。

静止姿勢が悪くなったり、浮き指になったりすると、踵、母趾球、小趾球の3点で支える重量が増します。つまり、姿勢によって足にかかる重量が増し、アーチが崩れます。

すると、重量を分散するために、人は足の接地面を増やそうとし、結果的に偏平足になってしまうのです。

次に、歩き方について説明します。

つま先でけり出し、踵からつき、前述の足裏の3点をなぞるように着地するのが一番よいのですが、足をひきずったり、足の向きが外向きや内向きになっていたりすると、足のアーチが崩れやすくなります。

さらに、歩く時の姿勢に影響するものには、靴があります。

靴の踵は踏んではいけません。 踵があることで足首が固定され、歩きやすくなるからです。

私の治療院では、踵を踏まないですむように、靴の脱ぎ履きをする場所には常に靴べらを置いています。また、踵を踏んでいる方を見つけたら、すぐにスタッフが注意をうながします。

さらには、**靴ヒモをきちんと締めるとか、足に合った靴やインソールを選ぶことは**

ことのほか重要と言えるでしょう。

そのため、私の治療院では、子供向けのよい靴を扱っている東京・吉祥寺の「オートフィッツ」の吉野店長を講師に迎えての健康教室も行なっております。

私は、「日本あしづかみ協会」に所属し、「あしづかみセラピスト」の肩書きも持っています。

また、巻き爪の方には巻き爪治療をする施設のご紹介もしています。

爪に関して言うと、**そもそも爪を短くしすぎの方が多い**のです

爪を短く深爪にしていると、爪の両端からばい菌が入り、炎症を起こすことがありますし、そもそも指に力を入れづらくなります。

米国足病医協会の調べによると、ゆっくり歩くときでも足にかかる重さは、体重の約1・2倍。体重60キロの人は1歩ごとに約72キロの重さが足にかかることになります。

1日に平均約6・5キロメートル（歩数にして約7500歩）歩くとすると、単純

計算で1日約540トンの重さが足にかかっていることになります。

よい姿勢、よいフォームで歩くことがいかに重要かということがおわかりいただけたかと思います。

歩き方について詳しくは、前著『1日3回で、ねこ背がよくなる「姿勢の魔法」シヤキーン！』でご紹介した**「天地人ウォーキング」**をご参照ください。

■効果的に足を鍛える！「つま先上げ運動」

次に、効果的に足を鍛える方法をお伝えします。その名も、**「つま先上げ運動」**です。

前脛骨筋というのは、足の前側の膝と足首の間の筋肉です。非常に強い筋肉で、人が直立二足歩行を可能にするうえでこの筋肉はとても大事です。ここが弱ると膝が曲がり、やがて姿勢も悪くなります。

私の治療院において、トレーニングに取り組む前のウォーミングアップとして指導

つま先上げ運動

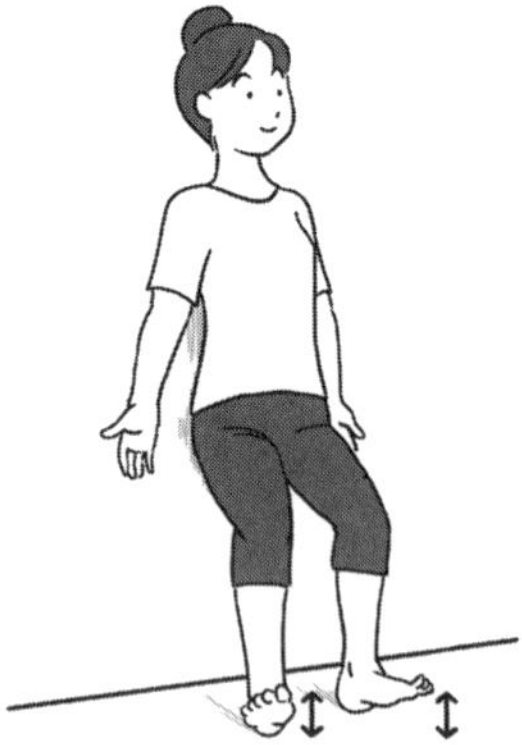

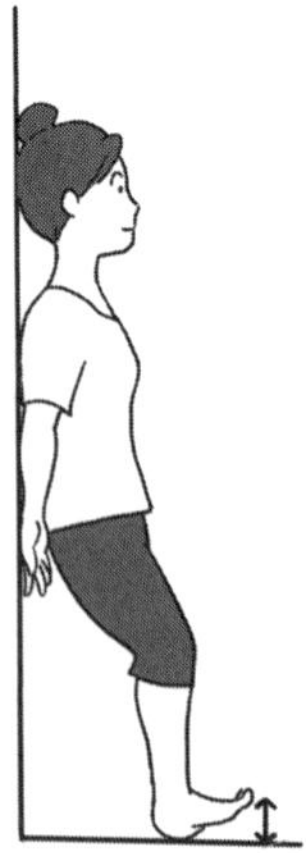

しているイチ押しエクササイズです。

壁に上体を預けるようによりかかり、踵を床につけてつま先を上げ下げします。つま先を上げる時は、フルに上げるのがポイントです。限界まで達したら、緩めてつま先を床につけます。これを数回くり返し、つま先が上がらなくなるまで続けます。

エコノミークラス症候群の予防にもなりますので、飛行機や電車、車の移動中にも有効です。

また、オフィスでパソコンに向き合って仕事をしている方や、会議で座りっ放しの方、勉強をしている学生の方にも有効です。

■オフィスで簡単にできる3つのエクササイズ

オフィスで仕事をすると肩がこる、という方は多いようです。

私は本書をパソコンで書いていますが、肩こりは気になりません。

これは、姿勢に気をつけていたり、定期的に運動をしていたりということもありますが、もうひとつの理由は**「その場ダッシュ」**をしているからです。

座ったままでいいので、足を床につけた状態から、少しだけ床から浮かしたりつけたり、という動きを速くしてみてください。

5秒ずつを数回くり返すと、身体が温まってきます。それだけ血流がよくなるのです。前述した「肩甲骨グリグリ体操」とともに30分～1時間に一度行ないましょう。

それでも疲れてきたら、散歩をしたり、ほかのエクササイズをしたりします。

会社などでそれは難しいという場合は、お茶を淹《い》れに行ったり、階段を昇り降りしてもよいですね。

デスクワーク中にできるもうひとつの効果的なエクササイズは、ネーミングに抵抗がある方も多いので、「貧乏ゆすり」ではなく、**「金持ちゆすり運動」**とか、**「ふくらはぎゆすり運動」**と名付けます。

足のつま先をつけた状態で、踵を床から離したりつけたりする動きです。

よく疲れてくると、自然と足をゆすりたくなるものです。

寒い時には自然と身体が震えますが、これも震えることによって血流をよくしているのですから、足を揺らすことは血流をよくすることができるので、よいことなのです。ただし、疲れていたりイライラしたりしていることは事実ですので、この運動をしながらも、心に意識を向けて、「疲れているね」「イライラしているね」と自分を認めてあげると、気持ちも落ち着きます。

さらに足を動かすという運動では、両足裏を床につけたまま、膝を左右に開いたり閉じたりする**「足のパカパカ運動」**も有効です。

じつは、私にはこの足を動かす運動の必要性を実感したエピソードがあります。

ある朝、いつものように近所の井の頭公園を散歩していたら、人だかりができていました。覗いてみると、初老の男性が仰向けで意識がない状態で、膝を立て足をパタンパタンと開いたり閉じたりしていたのです。

その後、救急車で運ばれ、命は取りとめたということでほっとしましたが、今思えば、一生懸命脳に酸素を送るために足を動かして血液を送っていたのだと分析しています。

命を守るために無意識で行なう運動、自然にしてしまう動作というのは、何かしらの意味があると考えます。**「足のパカパカ運動」は平常時の生活でも有効ですし、大事な運動**だと考えております。

第4章

プロしか知らない「姿勢の裏ワザ」大公開！

姿勢の裏ワザ1　プロが教えるよい治療院の見つけ方①

数百人の治療を受けてきた経験から、よい治療家を見つけ、よりよい治療を受ける方法をご紹介したいと思います。

というのは、治療院で治療を受けたことで、逆に症状が悪くなったという患者さんが多いのも事実だからです。

プロの治療家による、プロの治療家探しの実践編です。

自分に合ったいい治療家を見つけるのには、それなりの知識と工夫が必要です。

まずは、このご時世、多くの治療院が自分のホームページを持っていますので、まずは地域名と治療の種類で検索してみましょう。

たとえば、「あなたの住んでいる地域　整体」「あなたの住んでいる地域　マッサージ」「あなたの住んでいる地域　カイロプラクティック」などですね。

続いて、「あなたの症状名　地域名」ですが、症状を列記しているところが少ないので、地域を広げて考えてみましょう。東京の三鷹市であれば、隣の武蔵野市や調布市になりますし、駅名でいえば吉祥寺や武蔵境になります。もっと広げて東京とくくってもよいでしょう。愛知県名古屋市緑区ならば、緑区、名古屋（市）、愛知県、というように範囲を広げていきます。

レストランで言えば「食べログ」のような「口コミサイト」があればそれも見てみましょう。ただし、やらせ投稿がないかどうかを必ず確認しておきます。文面を見て怪しいなと感じる投稿が複数並んでいるようでしたら、やめておいた方が無難でしょう。

さらには、スタッフ紹介のページなどで、施術者の名前を見つけて、そこからフェイスブックや個人ページを検索して、その人となりを判断するというのもよいでしょう。

企業が採用試験をする時でも、応募者のこうした個人のページを確認することは一般化してきていますが、治療院や病院選びでも同様のことをして評価をする時代だと私は思います。

ホームページやブログ、YouTubeなどで**情報発信を積極的に行なっている院は、安心面は高くなります。**

ただし、治療家にしても医者にしても、自分の持っているものをつい押しつけがちです。患者側は治療という技術に対して、正確な評価をすることがなかなかできないからです。

ですので、その院のホームページに、あなたに伝わるような「治療家としてのストーリー」がちゃんと掲載してあったり、院の中の写真がわかりやすく掲示されていたり、またブログやYouTubeなどでこまめな情報発信がされていたりするかを確認しておきましょう。

また、情報発信をしている段階で、その先生の「覚悟」が知れます。治療を受ける側は不安を抱えながら治療院を探し、覚悟して治療院のドアを叩くのですから、治療を提供する側も覚悟を示すのは当然のことだと思います。

これからの時代は、高齢者が増え医療費は増大する一方で、医療従事者の数も不足する時代です。この問題を解消するには、医療者は情報発信を積極的に行ない、自分でできる検査のしかたや、病気予防のためのセルフケアをわかりやすく発信することが必要です。

逆に、医療を受けるクライアント側は、自分で情報を集め、分析し、できるかぎりの予防をし、どうしても自分では解消できないところだけを医療者に依頼するべきではないでしょうか。

なお、治療院の情報収集をする際は、インターネットに加えて、家族や友人からの口コミなどがあれば、よりリアルな体験談を聞けるのでさらに安心です。

姿勢の裏ワザ2　プロが教えるよい治療院の見つけ方②

治療家が治療計画をちゃんとした流れで考えているかどうかも重要です。

一番よくないのは、「一発で治します」と謳うようなところです。

1回の治療で治ればもちろんよいのでしょうが、「治る」という意味は、「一時的に痛みが和らぐ」という意味から、「痛みの根本原因を取り除く」という意味まで幅広いです。

次の4点のポイントでチェックしてみましょう。

ひとつ目は、検査やカウンセリングをしっかりして、そもそも症状の原因がわかっているのかどうか。

ふたつ目は、その症状はその先生が治せる範囲のものなのか、ほかの施設に行った方がよいのかどうか。

3つ目は、本当に必要な通う頻度や期間はどれくらいなのか。

4つ目は、必要な治療費の総額はどれくらいなのか。

これは治療院でも病院でもそうですが、**なんとなく「次、またきてください」と言われた時、あと何回くる必要があるのかを聞いてみることが大切**です。

治療家の方に話を聞くと、半年間や1年間の計画を伝えると、費用が高すぎて敬遠されることを恐れ、自分からはなかなか計画を伝えられないという先生もいます。

また、治療をしてある程度してからでないと計画が立てられないという先生もいます。でも、それならそれで、たとえば3回治療しての身体の変化を見れば長期の計画が立てられるということなので、まずは検査的な意味も兼ねた治療を3回受けてみてください。この場合、「短期でもある程度症状は回復しますが、長期的な計画は4回目の時にご提案します」というような説明が事前にあれば、患者サイドとしては納得ができるでしょう。

実際、私が医療を受ける際は、一般病院でも歯科医院でも治療計画を書面にして記してもらいます。医療を提供する側に見積もりを依頼するのは、当然の権利です。

そのためには、そういう話ができそうな先生かを見極めることも大事です。私の治療院では、治療計画書を書面でお渡しししていますが、とても喜ばれています。計画書を出すことは患者さんにとってメリットが大きいと感じております。

開院して間もないころ、まだ私が口頭のみで検査結果や治療計画を伝えていたころの話です。ある50代の患者さんにこんなお願いをされました。

「患者は、治療を受ける時は、『まな板の上の鯉』です。佃先生の治療や健康の考え方を知りたいので、検査結果の説明や治療の計画についてお話しいただくのをテープレコーダーで録音してよいでしょうか？」

私はその時に、患者さんの真剣な覚悟を見ました。それから私も覚悟を持って治療計画を書面で提供するようになり、「患者さん」との上下関係をできるかぎりなくし、フラットな関係性であることを意識するための工夫として、患者さんを「クライアント」と呼ぶようにしたのです。

■姿勢の裏ワザ3　プロが教える上手なマッサージの受け方①

次は、**うまくいけば最大限の効果を得られるマッサージ院の選び方**です。

通常、初回では、最初、シートに個人情報とともに症状を記入し、コースを選びます。これは自分で選択することになるのですが、はたして今の自分の肩こりには10分がよいのか、120分やった方がいいのか、迷うところです。

私は、**まずは20～60分のコースを選ぶのをお勧めします。**

さすがに10分では短すぎて判断しづらいというのと、万が一、そうしたマッサージで「もみ返し」のような痛みが出ても、時間が少ないほど、そのリスクによる被害は小さくなるからです。

次に、リラクゼーションの施設などでは「お身体に触れてはいけないところはないですか?」などと聞かれることがあります。これは捻挫癖などがあって強く押してはいけない箇所がないかどうかの確認です。ある場合は、きちんと伝えましょう。

その後、「強さはどれぐらいがよいですか?」と聞かれますが、ここでひとつ目のポイントです。

「おまかせ（普通）でお願いします」と伝えましょう。

というのは、強いとか弱いとかいうのは慰安効果・リラクゼーション効果の意味はありますが、治療効果が出るのに必要な刺激の強さというのは、ちゃんと勉強をした経験のあるセラピストであれば言われなくともわかるものだからです。

この質問は、店舗側はリラックスを売りにしているために、よりお客様のご要望にお応えしようという配慮からしているものです。

そうした事情をくみとったうえで、自分は単にリラックス目的でなく、ちゃんとした治療を受けにきたのだという感覚でケアを受ける意識が必要になります。

そのうえで、最初の5分で強さを見極めてください。

あまりに痛すぎるのはおかしいですし、ただ触っているだけで要領を得ない場合もあります。強さに不満があって、2回伝えても的を得ないようであれば、サービスの途中であっても「一生懸命やっていただいているのに申し訳ないのですが……」とお伝えしたうえで切り上げることも身体を守るうえで必要です。この場合は、その方には少なくとも数ヶ月はお願いしない方がよいでしょう。

逆に言えば、20分の治療でとてもよいと感じられたなら、その方はリラックス効果に加え、治療効果のあるケアを提供しているということになります。

クイックマッサージやリラクゼーションサロンのマッサージは医療行為として行な

っていないので、具体的に治療効果があるマッサージなのか、慰安目的だけのマッサージなのかはなかなかわかりません。また、施設側も治療効果を謳うことはできません。

そのため、こうした基準を続けて通うかどうかの判断のひとつとしたらよいでしょう。**よいセラピストさんだと感じたら、3ヶ月、または6ヶ月程度通ってみて、身体や気持ちがどのように変化したか、評価していきましょう。**その意味では、定期的に検査やカウンセリングの時間があらかじめ設けられていて、対話ができる施設はありがたいですね。

■ 姿勢の裏ワザ4 プロが教える上手なマッサージの受け方②

次に、相性です。**セラピストとの相性が合わなければ、その時点で次はないものと考えましょう。**

生理的に嫌なタイプ、いわゆる合わない方っていますよね。清潔感がなかったり、言葉遣いが嫌だったり。そういうことって、人間ですから誰にでもあることだと思います。

「女性で」や「男性で」というお願いなどは、ある程度、受付で希望を伝えられますが、それに加えて、「あの方以外で」とはっきり伝えることが大切です。お店側にとっても意外とよいフィードバックとして受けとめるものです。

施術が終わったあと、技術的にも相性的にもよさそうだと思ったなら、お名前を聞いておきましょう。

指名制と謳っておきながらセラピストが自分の名刺を渡さないこともありますし、よいセラピストがお店にひとりしかいない場合もあるからです。

2回目以降に行く場合は、その時より長めのコースをお願いし、また施術の内容を確認しましょう。数回通ってみてよさそうであれば、指名料金がたとえかかったとしても、お願いし続けるのがよいと思います。

こうした相性のよいセラピストに早く出会えればそれにこしたことはないのですが、私の経験上は、**指名し続ける方に出会うためには、少なくとも10人以上「テイスティング」を重ねる必要があります。**

最初は、そのお店の雰囲気に馴染《なじ》むまでに緊張してしまう方もいらっしゃるでしょうが、まずは勇気を持って20～60分コースからテイスティングをしてみてください。

■ 姿勢の裏ワザ5　**歯医者さんで腰や首を傷めない方法**

歯医者さんに行って説明を聞く時、カウンセリングルームがある施設なら向き合って話せるのでよいのですが、ほとんどの場合、患者は治療用チェアーに座り、歯科医や歯科助手やスタッフは右斜め後ろ、または真横に立って話をされます。

歯科医や歯科助手が斜め前方に立たないので、患者は身体や首をひねるという身体に無理のかかる姿勢をとらざるを得ません。

ここで、首、背中、腰の弱い方や傷めた経験のある方は、**説明が始まったら必ず先生の側を向くようにしましょう。**イスから足をおろして身体の向きを変えるのもよいでしょう。もしくは、首がきついのならば、

「恐れ入りますが、首がまわしづらいので、もう少し手前に来ていただけますか」

と伝えましょう。

同様に、「うがいをしてください」と言われた時にも注意が必要です。

通常、うがい用の水は左側に置いてあります。しかし、歯科の治療用チェアーは仰向けになるために腰が深く沈んでいるところが多いのです。**腰を丸めた状態で左右に回旋すると、ぎっくり腰やぎっくり背中になる可能性があります。**その時に痛くなくても、確実にサブラクセーションをつくっていく原因となるのです。

このように、歯医者さんに行って身体を傷めることを**「歯科医院症候群」**と呼びます。

客商売なのだから、歯科医院のスタッフはもっと患者の「姿勢」に配慮すべきだと思っていただけたあなたは、とても意識が高い方です。けれども、相手に対応方法を変えてもらうのはなかなか難しいものです。

ですので、まずは自己努力で自分の身を守るというのが大切となります。

ただし、時代は変わるものです。

クライアント側のひとりひとりが知識を身につけ、意識を高め、勇気ある行動を行ない続けることが大切です。

100年後の子供たちは、「昔は姿勢に無頓着な時代があったのです」と学校で習うようになるでしょう。

子孫のためにも、まずはあなたがあなた自身であなたの姿勢の健康を守ってあげてください。

ちなみにですが、そもそも歯科医や歯科助手、スタッフの方の姿勢は右回旋、あるいは右に傾いている方が多いのです。これは、患者さんの右側から治療や検査をしたりしているためです。

そんな姿勢異常となっている歯科スタッフのみなさんに、エクササイズとして、いつもの反対側の動きとなるように身体を左に回旋させ、左に屈曲することをお勧めしたところ、その効果に驚かれたという経験もあります。

姿勢の裏ワザ6 ラジオ体操で、この運動はご注意を！①

ラジオ体操人口は約3000万人ですので、日本人の4人にひとりが行なっているポピュラーなエクササイズです。私の治療院でもラジオ体操をすることは推奨しております。

ただし、やり方を間違って行なっていたり、中には行なう時に注意が必要なケースがあるので、お伝えします。

ラジオ体操の中に**「首をまわす運動」があります。ねこ背の方にとってあれは危険な運動です。**できるだけやらないようにしましょう。

ねこ背で頭や首が前に出ている方は、首の骨の配列が関節の構造上、非常に不安定な状態になっています。

さらに、本来、頭を支えるために筋肉はバランスをとり合っていますが、ねこ背の方は筋肉のバランスも悪くなっています。

そこに回旋運動を加えると、首を違える、あるいは首の捻挫のような状態になってしまうことがあるのです。

首はまわさずに、前後、左右、斜め前後左右、というように角度を分けてストレッチをしましょう。

首を鳴らす癖もやめましょう。

首は鳴らしてよいのかどうかはよく聞かれる質問ですが、絶対にやめた方がよいのです。

首を鳴らすことで、本来首を支えてくれている筋肉や靭帯《じんたい》が確実に傷みますし、このクセを続けることで、さらに刺激がほしくなります。

前著『1日3回で、ねこ背がよくなる「姿勢の魔法」シャキーン！』でも記しましたが、このクセはやめて、安全なストレッチをしていきましょう。

姿勢の裏ワザ7　ラジオ体操で、この運動はご注意を！②

ラジオ体操の中には、ほかにも危険な運動があります。
それは**「身体をねじる運動」**です。
ラジオ体操には、次のような場面があります。

①腕を軽く振り、身体を左、右、左、右にねじる
②左後ろ斜め上に、腕を大きく2回振り、身体をねじる
③腕を身体の横に止め、上体を正面にもどし、右後ろ斜め上に、腕を大きく2回振り、身体をねじる

この運動を行なう場合は、この②の「左後ろ斜め上に、腕を大きく2回振り、身体をねじる」際に、反動をつけずに行なってください。

特に、背中の骨にズレがある方に多いのですが、みんなの動きに合わせようと、え

いっと思い切り反動をつけてこの運動をやってしまうことで、関節を痛めることがあるのです。

通常2セットを行なう時間で1セットだけをゆっくり行なえば、途中で関節がロックしてくれるので過大な負担はかかりません。とにかくゆっくり行なうように、くれぐれも痛みが出るところまでやらないようにご注意ください。

■姿勢の裏ワザ8 ラジオ体操で、この運動はご注意を！③

さらに、ラジオ体操には、手を肩につけたあと腕を上に伸ばすという運動がありま す。

腕を上下に曲げ伸ばすことで、全身を緊張させ、素早さと力強さを身につけることが本来の目的のようなのですが、この腕を横に出した状態から上に上げる時の動きは関節を痛めやすい動きです。

そうならないためにも、この運動をする時には次のように行ないましょう。

手が上まで上がったら、力を抜いて、肩に触れてから下におろします。この時、肘を外側に開きがちですが、肘は前方に出します。

イメージとしては、御神楽の神事でお供えものをする時、目の高さのあたりでお供え物を持ちますが、そのようなイメージです。98ページの「自然体御三家エクササイズ」のナチュラルアームアップを行ないましょう。

さらに、**この運動の時には、ゆっくり力を抜いて行ないましょう。**

姿勢の裏ワザ9 姿勢がよくなると、一重まぶたが二重になる!?

通常、年をとると数センチ身長が低くなりますが、中には数十センチも身長が低くなる方がいらっしゃいます。

ねこ背村のねこ背族のみなさんが、いまこそ頭《こうべ》を上げれば、とりあえず、日本人のGNP（GreatなNipponjinのPosture（姿勢））が上がります。姿勢がよくなると、とりあえず、日本人の平均身長も1、2センチは伸びることでしょう。

日本人の生涯平均身長が上がることも大事です。

年をとると体内の水分量が減ります。すると、水分がメインの主成分である椎間板

（背骨の骨と骨をつなぐ軟骨）が縮みます。椎間板は通常20個以上ありますので、それらが1ミリずつ縮むと2センチ身長が縮むことになります。

私のカイロプラクティックを受けて、身長が1～3センチ伸びる方は多いです。

また、**姿勢がよくなったおかげで、首のシワがなくなる方も多いです。**

美容で言うと、私自身も**姿勢がよくなったことで、それまでは一重だったまぶたが二重になりました。**

大学時代の仲のよい友人からは「お前、プチ整形したのか」とちゃかされたこともあるほどです。

もちろん、美容外科の役割は重要だとは思うのですが、まずは姿勢矯正をできるかぎり行なっておくことが、のちのち後悔しない最善の順番だと考えております。

まぶたが二重にならなくとも、目が開けやすくなったという方も多いです。以前は夕方になってくると、まぶたが重くなり自然に目が閉じてきたのに、姿勢がよくなってからは夜も目が疲れにくく、すっきりしているんです、という方もいました。

姿勢の裏ワザ10 「姿勢矯正グッズ」の上手な使い方

健康グッズは、当然のことながら、よいものもあれば、そうでないものもあります。

特に姿勢に関する多くのものは「刺激系グッズ」とでも呼ぶべきもので、とりあえず刺激によって肩こりなどの痛みをまぎらわしているだけです。

虫歯で歯が痛い時に、太ももをつねればとりあえずその瞬間は痛みはなくなります。それと同じように、痛みを別の刺激でわからなくしているだけなのです。

しかも、その姿勢グッズの理論は正しく一部の方には有効でも、あなたにとって有効とは限りません。

骨盤がゆがんでいる人はこれを使いましょう、といっても、そのグッズが適応している症状のパターンになっている人にとっては有効ですが、そうでない方にとっては有効どころか、悪化させる危険性すらあります。

ですので、**姿勢グッズを購入する際は、医師でも治療家でもよいので、そのグッズがあなたにとって有効かどうかを判断できる方に相談してから購入することをお勧め**

します。専門的な見地を持ったよきアドバイザーを見つけましょう。

姿勢グッズだけにとどまらず、健康のための運動やダイエットなどにもこの考え方は当てはまります。○○をすれば必ず健康になれるということはありえません（ただし、その○○がその方にとっての健康づくりのワンピースになることはあります）。

■ 姿勢の裏ワザ11 姿勢矯正で不整脈が治ることもある

背中の静止時の姿勢は、「正しい背中の姿勢」「ねこ背」「平背（背中がまっすぐになっている状態）」の3つに分類されます。

極端に背中が丸くなっているねこ背はよくありません。平背も同様です。いずれも神経や血液の流れが悪くなり、背中のまわりの筋肉も緊張します。

心臓発作を起こす方の原因の一因は、背中の姿勢が悪いことにもあります。

私の身近な事例をご紹介しましょう。

ある年の元旦に三重県津市の実家に帰った時に、父が最近、不整脈が出ていて、24

時間脈を検査するホルター心電図という装置をつけているという話を聞きました。

私は、実家に帰った際は両親にカイロプラクティックの施術を行なうのですが、この時、父に施術を行なったところ、背中も首もかなり関節のずれが強い状態になっていました。

私が東京に戻ったその日の夜に、父から電話がかかってきました。

父が提出した脈を検査する装置を調べていた病院から連絡があり、2日間で約10秒間の不整脈が6回あったため、心臓にペースメーカーを入れる緊急手術をしましょうと提案されたというのです。

命に差し迫った危険がある状況だということです。

父はすぐに病院に行きましたが、手術の1時間前という時になって、私にカイロプラクティックの施術をしてもらったことを思い出したそうです。

そこで、お医者さんに「もう一度だけ脈を測ってみてもらえませんか?」とお願いして測ってもらったそうです。すると、不整脈はほとんど出なかったとのこと。

この程度だとペースメーカーの手術は不要です、ということで、父はそのまま家に帰ったそうです。後日、再度ホルター心電図をつけた時には、ペースメーカー装着にはまったく値しないレベルでした。姿勢の大切さについて学び、理解し、落ち着いて医師に追加検査を依頼した父の判断は賢明だったと思います。

もちろん、不整脈の度合いによってはペースメーカーの手術をすることも一案でしょうが、私の父のように姿勢矯正をすることで医療処置が変わるケースもあるということを知っていただけたらと思います。

姿勢の裏ワザ12 よくなった姿勢をキープする方法

ダイエットをする際に、「三日坊主」という言葉はよく聞きますが、私の治療院では、よくなった姿勢をキープできている方はほぼ100%。リバウンドがありません。

こんな方法で実行していただいているからです。

それは、**毎日100点をとってもらうという方法**です。

あなたは昨日の1日を振り返った時、自分に何点をあげますか?

もちろん、100点という方もいらっしゃるでしょうが、多くて80点とか、少なくて30点という方が多いのではないでしょうか。

人は健康になった瞬間に人生が輝くのではなく、健康になれると確信したり、やるぞ、と決めた時に輝きます。

たとえば、結婚を決めた女性は、結婚式当日までどんどんきれいになっていきます。

それは、結婚式という多くの人に見られる場に臨む意識や、いろいろなことがあったけれどもやっと結婚が決まったという達成感、今後のふたりの生活への楽しい想像など、いろいろな要素があってきれいになるのだと思うのです。もちろん、結婚式後もきれいになり続ける方もたくさんいらっしゃいます。

そんな方は、次の目標がきちんとあるから、結婚式後もきれいになり続けていると思うのです。

そのため、私の治療院では、健康目標をおうかがいし、目標に向けての知識、意識、行動のどれかを少しずつ行なえていれば100点という「毎日チェック」をしていただいています。

たとえば、知識面では拙著『1日3回で、ねこ背がよくなる「姿勢の魔法」シャキーン！』を再読した、意識面では、「天地人ポーズ」のイラストを家の壁に貼ってやる気を高めた、行動面では「見上げてごらん姿勢リセット」をした、「武士のポーズ」を食事の時にした……等々、１００点をとる方法はどんなことでもかまわないのです。

毎日の目標ができていれば、自分に毎日１００点をあげることができます。

赤ちゃんに戻ったつもりで、自分自身をよくほめて、１００点をあげましょう。生まれつきネガティブな赤ちゃんというのはいません。自分をかわいい赤ちゃんだと思ってほめてあげてください。

逆に、今日もだめだった、昨日うまくいかなかった……ということばかりに注目していると、人はだんだん嫌な気分になってしまいます。勉強にしても、ダイエットにしても同じだと思います。

そうではなく、**今日を１００点、明日も１００点と毎日自分に１００点をあげることで、よい姿勢は確実に維持することができる**のです。毎日１００点に慣れてきたら、うまくいかなかったところをひとつだけ選んで、今度はこうしようと対策を考えていただいています。

姿勢の裏ワザ13 気象条件にふりまわされないために

雨が降る直前に古傷が痛む、という話を聞いたことがあると思います。私も小さいころに頭を打っているので、今でも低気圧になると頭が締まる感覚が出てきます。

これは、気圧だけでなく、気温や湿度の変化に身体がついていけない時にも起こります。また、大雨が降れば予定を変えなければいけない事態にもなりますので、それによる精神的ストレスも加わります。

私の場合は当院の副院長でもある妻にカイロプラクティックの施術をしてもらったり運動をしたりしてケアをします。するとよくなるのですが、それでも台風の時期や巨大な低気圧がくると対処しづらくなることもあります。

心掛けていることは、そんな時は仕事量をうんと減らしたり、休み時間を多めにとったりすることです。

集中豪雨などの通り雨の時には雨宿りをしますが、私の場合は**「低気圧宿り」**と呼んでいます。

低気圧にかぎらず、季節の変わり目には体調を崩しやすいものです。夏がくると最初の方が暑く感じ、夏本番になると意外と対処できるものです。これは冬でも同じですよね。

ちなみに私の場合は、季節の変わり目の時は毎日10時間ぐらい寝るようにしています。普段が6時間から7時間半ぐらいの睡眠時間ですので、かなりの時間を使って睡眠でストレス解消しているのです。

どんな気象条件だと体調が崩れやすいか、そして持病が悪化しやすいかを知っておけば予防策も立てられます。

そのためには気象情報を知りましょう。私は、普段は、今日の天気、明日の天気のチェックだけですが、先に大事なイベントのある時には1週間の天気を常にチェックするようにしています。

1日だけでコントロールするのではなく、3日間や1週間といった期間の中で予定を調整することが大事なのです。そして、大事なイベントの前後では、なるべくフリーの時間や家族と過ごす時間、自分の休息の時間をとるように心掛けています。

姿勢の裏ワザ14

あぐらと正座には、座布団やクッションを使おう

あぐらをかくときは、お尻の下に座布団やクッションを入れましょう。何も入れないと腰が丸くなります。

腰は本来、前カーブがあるのですが、お尻の下に座布団やクッションを入れると、そのカーブをきちんとつくることができます。

また、正座は、膝に負担がかかったり、足がしびれやすくなったりするので、これを予防するために座布団やクッションをお尻の下に敷きましょう。お寺のお坊さんもお尻の下に座布団を敷いて正座をしたりしていますよね。また、小さなお子さんにもそのようにしてあげてほしいです。

飲食店や旅館で、ほりごたつ形式でなく座イス形式のところであれば、クッションや座布団を追加で持ってきていただき、それをお尻の下に敷きましょう。

私が学校の体育館で講演をさせていただく時には、生徒のみなさんに防災ずきんを用意していただき、それを敷いて座ってもらうようにお願いしています。私自身も学生時代、体育館で座っている時、腰や膝が痛いのを我慢していた経験があるからです。

そもそも、防災ずきんは緊急の時に使うものですから、生徒が体育館に移動するときに一緒に持っていくのは理にかなっているというものです。教育関係者のみなさん、どうぞよろしくお願いします。

ちなみに、テーブルとイスではなく、床に直に座る生活をされている場合は、姿勢という観点だけで考えれば、あぐらより正座が一番よいでしょう。

■ 姿勢の裏ワザ15 お辞儀のプロは、膝を〝少ーしだけ〟曲げている

私のお世話になっている保険の営業の方（Fさん）は、ひどいねこ背でした。

それもそのはず、約30年間も平身低頭の営業マンで過ごしてきたからです。

そんなFさんのお辞儀のしかたをよくよく見ると、**お辞儀をする時に、膝を少ーし曲げていらっしゃいます。腰を傷めずに深くお辞儀ができるようにするためです。**

Fさん曰《いわ》く、若かりしころに受けた先輩からのお辞儀の方法のアドバイスをずっと守っているとのこと。

さらに、その時に言われたのが、

「お客様は膝は見ていない。お辞儀の雰囲気だけを見ている。だから、こっそり膝を曲げるのがコツだ。お辞儀の深さでこちらの気持ちを伝えるんだ」

という言葉だそうです。

そんなFさんも、私の姿勢の指導をきちんと受けたので、今ではいい姿勢になり、お辞儀をする時の動作もよりスムーズになり、喜んでいただいています。

一番喜んでいただけたのは、ご本人もさることながらそのご家族です。それまではFさんの全身マッサージを毎日のようにしていたのですが、今ではすっかり頼まれなくなったとのことです。

よい姿勢の状態で上半身だけ無理に曲げようとすると、すでにサブラクセーションのある方は腰を傷めてしまう場合もあります。

ビジネスシーンや普段の挨拶でお辞儀をする頻度の多い方は、このFさんのようにこっそり膝を曲げてみてくださいね。

姿勢の裏ワザ16　海外に行くと、姿勢がよくなる？

アメリカでもヨーロッパでもかまいませんが、海外に行ったら姿勢がよくなったという経験はありませんか？

それは、日本人に比べて外国人の身長が高いためです。**まわりの人たちが大きいので、それに合わせて背筋を伸ばすことで姿勢がよくなる**のです。また、家も建物も総じて高いことも影響していると考えられます（逆に、日本に外国人がいらした時は頭を打たないように気をつけていても、必ず何度か打ってしまう人が多いとのこと）。

この項では、国それぞれのボディーランゲージを読み解くことの面白さについてお話ししたいと思います。

スペインに短期留学をした時のことです。

クラスに日本人は私ひとりで、アメリカ、カナダ、イタリア、ドイツ、フランス、モロッコなど、様々な国籍の方がいらっしゃいました。

ある日のフリーディスカッションのテーマは、「挨拶時のキスの回数」でした。スペインでは左と右の頬に1回ずつが多く、イギリスでは片方だけに1回が多いということでした。モロッコの友人は、それぞれ1回の時と3回の時がある、ということでした。

「それはどうして違うの?」と聞いたら、「かわいい女の子の時は3回だよ」というジョークでした(笑)。


そんな中、「Takashiの日本ではどうなの?」と聞かれ、日本では恋人としかキスはしないもので、恋人同士でも人前で堂々とキスをするのは少数だと答えました。

その話の流れで、日本人が挨拶する時は頭を下げ合ったり、上半身を傾けたりする、「お辞儀」という挨拶法があることを伝えました。

すると、クラスメイトたちから「ユニークで素敵ね」という反応があり、それからはみんなでお辞儀をし合うようになりました。

各国それぞれの文化があり、日本人としてお辞儀という素晴らしい文化があることを再認識できて、とても興味深かったです。

お辞儀といえば、スポーツで日本選手がパフォーマンスをする時、たとえば、サッカーの長友佑都選手はゴールを決めたあとに「お辞儀パフォーマンス」をします。また、滝川クリステルさんが東京オリンピック招致活動のスピーチで行なった「お・も・て・な・し」でも、それを言ったあとにお辞儀をしています。

あなたも国際交流のために正しいお辞儀のしかたを学んでみてはいかがでしょう。

ちなみに、頭を首から倒す「首お辞儀」をしている方をよく見かけますが、首まわりの関節を傷めやすく、姿勢も悪くなります。本来は、「武士のお辞儀」の要領で、立ち姿勢であっても股関節から曲げるのが身体に優しく、礼法にも適っています。


〈正しいお辞儀のしかた〉

「会釈」

軽く頭を下げての挨拶です。上体を15度くらいの角度で腰（股関節）から傾け、視線は3メートルくらい先に保ちます。ゆっくり頭を下げると、丁寧な印象を与えます。

注意点は、一般的にはあごを引きすぎている方が多いということです。あごを引きすぎてダウンフェイスにせず、せいぜいストレートフェイスぐらいにして、視線は少し前を意識しましょう。

「敬礼」

お客様や目上の方に敬意を持って行なうお辞儀です。上体を30度くらいの角度で腰(股関節)から傾け、視線は足元の少し前方に落とします。

「最敬礼」

最も丁寧なお辞儀です。上体を45度を目安に腰(股関節)から傾け、視線は頭を下げた時に真下より少し前方に落とします。神前での儀式や高貴な方に対する礼、深い感謝をする時、重要なお客様をお見送りする時、お詫びをする時などに用います。

正しいお辞儀のしかた

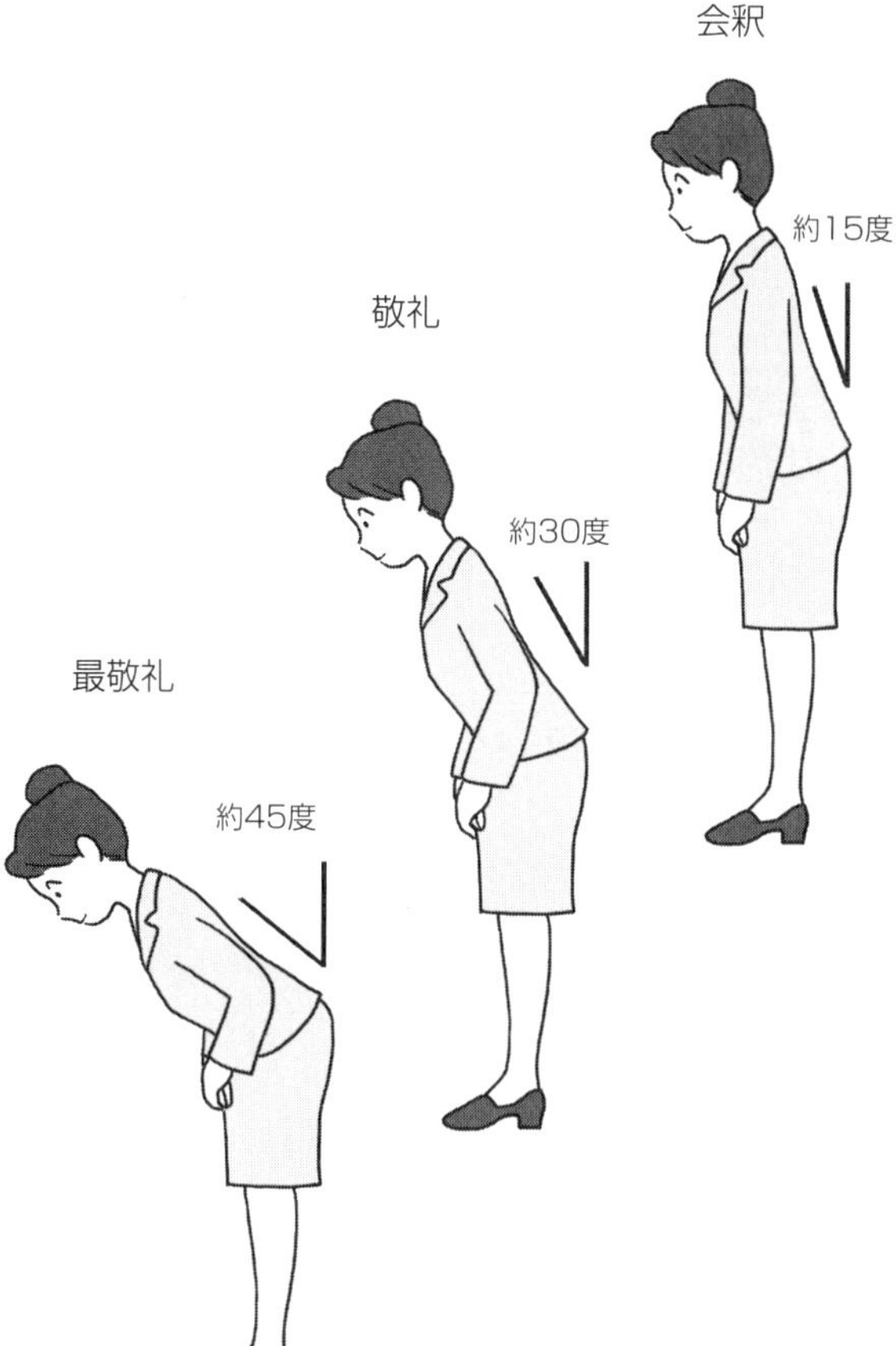

いずれのお辞儀の場合も、一般的なイメージとしては腰から曲げるイメージですが、実際には、股関節で腰を曲げる動きになります。

姿勢の裏ワザ17 出会いが増える人の目線とは？

ねこ背の姿勢のままで何かを前向きに考えようとすることは難しいものがあります。逆に姿勢をよくしてガッツポーズをすると、それだけで気持ちは上がるものです。身体の使い方で感情は動くのですね。

そもそも、感情という言葉は、英語では「emotion」ですが、「e」がOUT、つまり「外へ」という意味で、「motion」は「行動」です。すなわち、感情は「外への行動」と同義なのです。

ということは、行動によって感情はつくることができるということです。

さらに、前向きな感情を持つと、人から誘われることが増えたり、出会いやご縁も増えていきます。

ある調査の結果によると、下を向いて前向きに考えることが不自然だと感じる方が

96％、下を向いて幸せな気持ちになるのが不自然だと感じる方は85％、背筋を伸ばして不幸な気持ちになるのが不自然だと感じる方は87％でした（「姿勢と気持ちのアンケート」の集計結果。平成23年度実施。対象は10代後半〜80代前半の男女２０６名）。

まずは、**歩く時の視線に意識を向けることが縁を呼びます。**

下を向いて歩くのをやめて、常に視線は目の高さを上の方に維持して歩きましょう。

日本人は人と目を合わせるのをよしとしない文化を持っていますので、ふと気づくと、歩いている時はつい下を向いているという方が多いようです。

中には、ねこ背のままウォーキングをしている方もいます。せっかく身体にいいことをしているのに、ねこ背でウォーキングをしていると、その姿勢のままの筋肉がついてしまいます。

ともすれば、「10円玉が落ちていないか、いつも探しています」と下向き歩きを肯定している人さえいるくらいです。

でも、もう下向き歩きで10円玉を探すのはやめましょう。そんなことを続けていると、あなたと一生つき合えるような人とのご縁が見つかる可能性がぐんと下がります。

実際、私は町中や電車内で友人と出会うことが非常に多いです。

私の住んでいる東京都三鷹市ですと、私の患者さんやそのご家族、地域の商店の仲間に会うのは当然とも言えますが、電車に乗って遠方に出かけたときもかなりの確率で大学の同級生などと出会います。

「僕って運がいいなぁ」と思っていたのですが、不思議なことに私が先に気づくことの方が多いので、何か理由があるのかと思って考えてみたら、姿勢よく前を向いて歩いているからだったのです。

姿勢をよくすると、視野が広がります。すると、必然的に知り合いがそばにいた時にすぐ気づくことができるのです。

そして、私は必ず挨拶をします。それがきっかけで、その場にいた友達の友達も誘って食事会を開いたこともあります。

ある方は、姿勢をよくして前を向くことを実行してから挨拶をする回数が増えたそうです。

どうやらその方も、これまでいろいろな方と出会っていたのに、自分だけが気づいていなかったようなんですね。

「会釈だけの挨拶をする方も多いんですよ。だから相手が会釈をしているのに、こちらは下を向いていて気づいていなかったみたいなんです」

と言っていました。

姿勢をよくして歩くようになったおかげで、大学の同級生と出会い、結婚につながった方もいらっしゃいます。

あなたも下を向いて10円玉を探す毎日とはお別れして、よいご縁が見つかるよう、前を向いて歩きませんか。

目線が高くなると、今までと同じ生活をしていても見える景色が変わってきたり、身長が1~2センチ高くなったように感じたりと、体感の変化はいろいろあります。

姿勢の裏ワザ18 重たい荷物を楽に持つ方法

私はバッグなどの重たい荷物を持つときは、手を特別な形にして持ちます。これを、**「子供指ギュッ・パパママふんわり」**と呼びます。

日常生活において、親指は曲げる動作がほとんどで、ストレッチをすることはありません。だから、あえて荷物を持つ時は、ストレッチの意味も持たせて親指を少し開きます。

ただし、普段、親指を握りしめるように筆記具やお箸を持つ方は、少し外に開くだけでも痛みを感じる場合があります。特に問題がない方でも、親指が反り返るほどには伸ばさないでください。

できるかぎり小指、薬指、中指だけで荷物を持ちます。手の指は、小指側の方が力が入りやすいつくりになっています。小指、中指（お兄さん指）、薬指（お姉さん指）を子供指、親指（お父さん指）、人指し指（お母さん指）をパパママ指とすると、子供指を中心に持ち、パパママ指はふんわりとして握りこみません。

子供指ギュッ・パパママふんわり

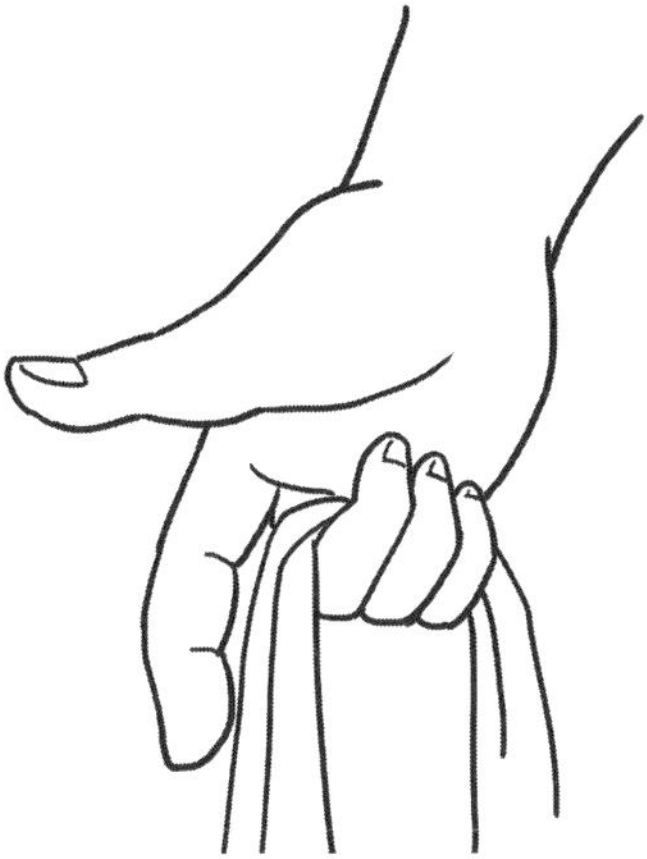

通常、親指を折る動作が続くと、肘を内側にひねり、腕全体もひねり、肩が中に入る「内巻き」になりやすくなります。この状態が続くと、それが当たり前となり、ますます開く動作がしづらくなり、筋肉も衰えていきます。

　重たい荷物を腕を伸ばして持つと、通常は肩まわりのみに負担がかかり、肩が下がりやすくなりますが、腕を伸ばさずにこの「子供指ギュッ・パパママふんわり」の手で持つと、上腕《じょうわん》二頭筋《にとうきん》（上腕の前側の大きな筋肉）や僧帽筋という背中まわりの筋肉でも支えるようになるので、非常に持ちやすくなります。肩にバッグをかけるよりもずっといいのでお勧めです。

これは、野球のバットやゴルフのクラブを持つ時、柔道で道着をつかんだり、相撲でまわしをつかんだりする時、料理で包丁やフライパンを使ったりする時においても基本の握り方です。

現代人は、仕事ではマウス操作にキーボードタッチ、休憩時間はスマートフォンを親指や人差し指でスクロールと、手や指を同じ動きで使ってばかりです。同じ箇所ばかり使っていると、手が本来できる動きができなくなっていきます。

■姿勢の裏ワザ19 姿勢のために荷物を少なくする方法――コインロッカー活用術

外出する時、バッグなどの荷物を持って歩くことは、身体に負担がかかり、姿勢のためにはよくありません。

荷物の重さは、子供は体重の10％以下、大人でも15％以下を目安にしていただいています。荷物は少なければ少ないほどよいのですが、なかなかそうもいかない場合も多いですよね。

そこで、姿勢のためにお勧めしている方法があります。特に、都会で暮らしていて、電車をよく使う方に向いています。

それは、**「コインロッカー」の活用**です。

なあんだ、と思われるかもしれませんが、これはなかなか馬鹿にできない方法です。

私の母校、ICU（国際基督教大学）は、皇族の眞子さまが卒業したことで有名です。2015年には、佳子さまが入学されたことで話題にもなりました。

それ以外にも、長年にわたり、日本一図書館の貸し出し冊数が多い大学としても知られています。

調査の結果では、学生は平均、年間で47・6冊の本を借りているそうです（2016年度）。実際には1回で5、6冊借りることも多いので学生のバッグは借りた本だけでずっしりとした重みになります。

特に1年生の時は英語の授業で使う分厚い教科書も多く、その重さで肩こりになる学生も多いようです。

私の治療院は、ICUがある三鷹市にあり、大学からも近いので学生さんもたくさん来院されます。

そんなＩＣＵ現役学生に一番アドバイスしてきたことが、「学内にあるロッカーを借りること」なのです。ロッカーを借りるには年間１０００円かかりますが、遠方の千葉や神奈川から通学する学生だけでなく、学内の寮に住んでいる方でもロッカーを借りた方が楽なケースが圧倒的に多いからです。

同様に、駅のコインロッカーも積極的に使うことをお勧めします。

荷物が重い方にとってのもうひとつの方法は、**キャリーケースの活用**です。

毎日満員電車に乗る方は、まわりの方への配慮で無理なこともあるでしょうが、旅行だけでなくても、ちょっと荷物が多い時は積極的にキャリーケースを使うようにしましょう。

姿勢の裏ワザ20　テレビを見るだけで、腰痛が治る？

面白いことに、通院者のみなさんからこんな話をよく聞きます。

「昨日まで痛みがあったんですけど、先生のところに行こうと思っていたら、痛みが治っていました」

「さっきまで腰が痛かったんですけど、先生とお話ししていたらひいてきました」

こうした話は「治療家あるある話」なのですが、私自身にもこうした経験はよくあります。好きな歌手のコンサートに行く時や、好きな野球の試合を見に行く時、尊敬する先生に会いに行く時、これから行くのだと思うだけで体調がよくなるという経験です。みなさんもご経験があると思います。

腰痛や肩こりなどのいわゆる身体で感じる症状というものは、物理的な原因がそこに存在していれば、それはもちろん痛みを引き起こすものですが、同時に精神的な要素も大いに影響するものなのです。

NHKの『ガッテン！』で腰痛の原因のひとつは精神的なものである、という内容を放送した次の日に、ネット上で「今までずっとあった腰痛が消えちゃった」という反応が続出しました。

腰痛は精神的なことが原因で起こることもあるという統計上の事実を知ったことで、

その痛みの原因を自分に当てはめ、結果、痛みが改善したということです。

現代科学が進んだとはいえ、いまだ痛みを測定する装置というのは開発されていません。痛みは主観的に自分自身が感じるものだからです。

姿勢の裏ワザ21 授乳中はスマートフォンの自撮りモード（インカメラ）を活用しよう

授乳中に子供の様子を見るために、母親は覗きこむようにして下を向きます。もちろん我が子がちゃんとおっぱいを飲んでいるか確認することは大事ですが、長い時間、下を向きすぎることで、ねこ背になり首を傷めているお母さんは多いようです。

これを改善するひとつの方法は、**正面に鏡を置くこと**です。姿見でもいいですし、テーブルの上に置けるなら小さなミラーでも大丈夫です。

手っ取り早い方法としては、スマートフォンのカメラアプリを立ち上げ、画面を反転させる自撮りモード（インカメラ）を使ってもよいでしょう。

鏡にしても、スマートフォンにしても、鏡に映った我が子を見るので、首を下に向ける角度がずいぶんと楽になります。

ちなみに、一般の人が電車の中などで座ってスマートフォンを見るときは、荷物の上にスマートフォンを置いてみるとスマートフォンの位置が高くなるので、頭を下に向ける角度が楽になります。

立っている時は、右手でつり皮を持つならば左手でスマートフォンを持ちつつ、右手首にスマートフォンをのせて使いましょう。これも首を下に向ける角度がやわらぎます。

エピローグ
姿勢がいいと、気持ちも前向きになり、人生も好転する！

ここまで読み進めていただき、ありがとうございます。

「姿勢をよくすると、人生がきらめく！」ということを講演会でお話しすると、みなさんのお顔が笑顔になり、会場がどっと笑いに包まれ、楽しい雰囲気になります。

人は思うだけで、イメージができ、楽しくなれるのですね。

知識と行動が一致することを「知行合一《ちこうごういつ》」と言いますが、なかなか実践できないのは、人間には現状を維持しようとするメカニズムがあるためです。

そのため、「知識」を「行動」に移すには、意識を高めるための工夫が大事です。

工夫の例として、よい姿勢や理想の誰かのポスターを壁に張ったり、それらをスマートフォンやパソコンの待ち受け画面にしたりといろいろあります。

知識が醸造されて、無意識の行動に落としこむためには、プロセスが必要なのです。

私は、日々、治療院で、講演会で、ブログで、書籍でと、みなさんを「本来の場所」へとお連れするツアーコンダクターのようなつもりで情報を発信しております。

人はそれぞれに使命ともいうべき役割があると思いますが、私にとってのそれは、姿勢がよくなることを通じて、みなさんの人生がきらめくためのお役に立つことです。

みなさんのまわりには、大切なご家族やご友人がいらっしゃることでしょう。あなた自身が姿勢をよくしてきらめくことで、それがあなたのまわりの方にも自然と伝わり、元気で楽しい人が増えていくことでしょう。

カイロプラクティックでは、「インサイドアウト」という考えを大切にしています。この言葉は「内から外へ」という意味で、周囲を変えるよりまず、自分の内面を変えるという考え方です。

脳と身体をつなぐ神経を守るのが骨格であり、身体を動かすのが筋肉ですが、姿勢がよいと、筋肉は正しく働き、骨格を支え、神経や体液の流れもよくなります。すると、脳も身体も活性化し、あなたがやりたいことに精一杯のエネルギーを注げるようになります。これは想像するだけでワクワクしますね。

私自身は7歳のころに野球でフルスイングしたバットがヘルメットをしていない頭を強打するという不慮の事故に遭いましたが、今ではそれはギフトだと思っています。徒歩5分の距離でも30分以上かけて歩いていた時代があったり、年間30日以上学校を休んだりした経験があるからこそ、身体を動かせることそのものに喜びを感じられますし、仕事ができることを楽しいと感じられるからです。

そうしてできた本書が、あなたの、そしてあなたの大切な誰かのお役に立てたなら、こんなにうれしいことはありません。

そして、本書のタイトルである『姿勢をよくすると、人生がきらめく！　身体と心を整える「姿勢の魔法」シャキーン！の奇跡』、この「奇跡」が、「そんなの奇跡でもなんでもない、普通のことだよ」と言われるようになるまで、私は伝え続けたいと思います。

またお会いできる日を、楽しみにしております。

最後に、本書を出版するにあたり、廣済堂出版さんとご縁をつないでくださった山本時嗣さん、いつも私の夢の実現を応援してくださる石井慎哉さん、患者さんのためにと同じ志《こころざし》を持つ治療家のみなさん、医療関係者のみなさん、本書を世に出すために尽力してくだった廣済堂出版の伊藤岳人さん、小板橋頼男さん、本書を取り扱ってくださる全国の書店のみなさん、ネット書店のみなさん、かけがえのない友人のみなさん、そしていつも陰に日向にと支えてくれている当社のスタッフのみなさん、そして最愛の家族に心より感謝いたします。

佃　隆

いつも応援してくださっている、以下の方々、協力施設のみなさまに感謝します。

◎個人名（あいうえお順・敬称略）

青柳洋子・秋岡美奈子・浅野佳世子・阿部真弓・安倍茉奈津・鮎瀬朋子・新井康司・有澤卓也・飯田裕子・飯田佳子・五十嵐裕司・池田明美・池田薫・石井詩織・市川清美・市川美紀・伊藤昌也・伊藤悠・伊藤よしえ・井上美保子・今北かよ・岩崎勇気・岩田みさ子・上田豪一・上田しおん・上田容子・浮田多佳・内田雅庸・江連淑人・江頭圭介・遠藤美由紀・大田原裕美・大西亜実・大原ゆうこ・岡田荘司・緒方有希・奥野綾奈・尾原淳之・鏡味味千代・葛西壮太郎・葛西初千代・風間美香・片柳由起・片山圭一・加藤和久・加藤幸代・加藤義親・川田眞理・神取知華子・木津直昭・木村宇志・木村昌代・久保木啓之・幸松慎太郎・Kozue Pitt・小寺久枝・小林智世・小山紗枝・小山尚希・近藤規子・齋藤顕一・齋藤嘉信・財満真貴・坂本絹子・櫻井園子・櫻井雄太・櫻木聖子・佐藤拓矢・佐藤由美・塩川雅士・鎮目悠治・篠田洋江・島木愛・シャキーンブラザーズ・Jun Jun・庄司正義・庄子道夫・菅戸満夫・菅原ひとみ・杉田洋平・鈴木幸子・鈴木達也・鈴木智寿・鈴木啓真・鈴木正浩・早田利江・高橋詩織・滝久美子・竹上恭子・武田さと子・竹村啓子・田渕揚子・辻畑誠子・鶴野充茂・Denise Perron・戸田麻美・戸塚裕美・中北勝忠・中﨑圭子・中島正三郎・中島千博・中島ひとみ・中野真美・那須みちの・浪江幸恵・橋山詩子・長谷川正義・畑中隆子・馬場友子・原恵里・原田美奈・原山和弘・平沢秀美・福島茂・藤井江里子・藤木倫子・藤本直樹・宝槻圭美・宝槻泰伸・星旦二・干川健・保谷薫・本田近・松浦滋男・松島一樹・松本裕子・松本久雄・松本光代・水野眞由美・宮田優・向井亮・村主豊隆・めだか・森川恵美子・森田次郎・山郷志乃美・山崎雄郎・山路幸子・山路雄一・山田一之・山田浩文・弥生桜來・吉野弘・吉本聡子・ルル（Ruru）・和田裕一

◎協力施設名（都道府県順・敬称略）

■北海道　からだメンテナンスふじさわ（札幌市）・こころカイロプラクティック（札幌市）・川瀬鍼灸整骨院（名寄市）■青森県　カイロプラクティック香凛～こうりん～（弘前市）■宮城県　長生館えんどう整体院（仙台市）■山形県　よくなる整体院（河北町）■茨城県　アーム療整院（牛久市）■栃木県　KaradaSuppin.（宇都宮市）・きぶな接骨院（宇都宮市）・はりきゅう治療院relife（栃木市）■埼玉県　ＶＩＤＡカイロプラクティック大宮整体院（大宮市）・カイロプラクティックオフィスアイダ（坂戸市）・たぐち整骨院（草加市）・ひしやま長生療院（深

谷市）・みやお整骨院（さいたま市）・ライフカイロプラクティックセンター（所沢市）■千葉県　てんびん鍼灸治療院（松戸市）・はり・きゅうFine（成田市）・本八幡リカバリーオフィス（市川市）・よつ葉カイロプラクティック（船橋市）・ライフバランスカイロプラクティック（松戸市）■東京都　みずえ駅前整体院（江戸川区）・池上整体院 樂氣堂（大田区）・うめやしき整体院（大田区）・新小岩整体院（葛飾区）・骨盤矯正ラボ（清瀬市）・はり・きゅう・整体 SONOKA（北区）・KaradaSuppin.（渋谷区）・くすのき治療院（渋谷区）・株式会社Cowalking(渋谷区)・GOSPEL SQUARE（渋谷区）・神泉カイロプラクティック いわもと整体院（渋谷区）・Dr.ヨシダ カイロプラクティック（渋谷区）・なかのぶ整体院（品川区）・旗の台整体院（品川区）・鍼灸カイロプラクティックふぁんふぁん（板橋区）・鍼灸カイロプラクティックふぁんふぁん文京白山院（文京区）・株式会社アメージング・フューチャー（杉並区）・ペパーミント阿佐ヶ谷店（杉並区）・ペパーミント新高円寺店（杉並区）・まさきカイロプラクティックオフィス（墨田区）・ＫＩＺＵカイロプラクティック二子玉川（世田谷区）・経堂整体院（世田谷区）・スパイナルケア（世田谷区）・千歳烏山整体院（世田谷区）・ミカタ整骨院（世田谷区）・スパイナルケア（台東区）・OUMIスポーツカイロプラクティック（立川市）・田町アイシークリニック・スパイナルケア（千代田区）・ＫＩＺＵカイロプラクティック本院（中央区）・KIZUカイロプラクティックANNEX（中央区）・塩川カイロプラクティック治療室（中央区）・デスクワーカーケアセンター東京（中央区）・日本橋ＥＤＯ鍼灸治療院（中央区）・整体院プラスワン。（中野区）・ARM TOKYO SOUTH（日本橋）・ARM TOKYO NORTH（日本橋）・ミオカイロ練馬駅前整体院・むさしの整体療術センター（羽村市）・森田カイロプラクティック西八王子整体院（八王子市）・ストレッチ&コンディショニングめんてな（府中市）・探究学舎（三鷹市）・定食あさひ（三鷹市）・青山一丁目カイロプラクティック院（港区）・きっず&ふぁみりーカイロプラクティック三田（港区）・オートフィッツ吉祥寺（武蔵野市）・吉祥寺悠心堂（武蔵野市）・にこにこ整骨院（武蔵野市）・アルテカイロプラクティック（目黒区）・カイロプラクティックセンター・Cafe of Life Tokyo（目黒区）・スパイナルケア（目黒区）■神奈川県　おおた整体（海老名市）・エイド鍼灸整骨院（川崎市）・株式会社エヴァクリエイト（川崎市）・鷺沼カイロプラクティック鍼灸整体院（川崎市）・整体院meguru（川崎市）・相模原一番堂水戸鍼灸院・湘南カイロ鎌倉治療室（鎌倉市）・湘南カイロ茅ヶ崎治療室（茅ヶ崎市）・湘南カイロ緑が浜治療室（茅ヶ崎市）・すこやか整体院（秦野市）・湘南カイロ平塚治療室（平塚市）・一心堂治療室（藤沢市）・ふじさわ整体院（藤沢市）・優和治療院（武蔵小杉）・山本鍼灸院（横須賀市）・あおばだい整体院（横浜市）・カイロプラクティック プレイス ＴＡＫＵＭＩ（横浜市）・鍼灸・整体 こぼり治療室（横浜市）・デイジー整体院（横浜市）・フェリース（横浜市）・有限会社井組自動車工業（横浜市）■

新潟県　かんだ整骨院（新潟市）■富山県　サトウ接骨院（高岡市）・寿楽堂治療院／光山寺（射水市）■山梨県　からだのみかた整体院（甲斐市）■岐阜県　カイロプラクティック中山乃療術院（土岐市）・ふじかけ鍼灸院（可児市）■静岡県　株式会社CONSONANCE～じょいふるピアノハウス（富士市）・三島渡辺治療院（三島市）■愛知県　かとう七宝治療院（あま市）・スギヤマ治療院（あま市）・アトラス整体院（一宮市）・田中健康院（一宮市）・いとー健向院（岡崎市）・整体院プラント春日井・ちた快福堂（知多市）・ハート接骨院（知立市）・長谷川自然療法院（常滑市）・整体院 紡ぐ（豊田市）・たくろう鍼灸院（豊田市）・エイトはり・きゅう院（名古屋市）・整体院 からだのミカタ（名古屋市）・ソレイユ接骨院本山（名古屋市）・たけちはり灸院（名古屋市）・日本あしづかみ協会（名古屋市）・ひーりんぐはうすライブカイロ院（名古屋市）・松本治療院（名古屋市）■滋賀県　滋賀草津カイロプラクティック（草津市）・めぐり整体所（大津市）■京都府　せせらぎ整体（宇治市）・イネイト保育会（京都市）・鍼灸あん摩マッサージ指圧きっこうどう（京都市）・治療院じゅいん（京都市）・MOVEMENT～ARM KYOTO～（京都市）・フジヘルシーコネクション（上京・右京区）・鍼灸整骨院～想～SO（相楽郡）・むらかみ整骨院（中京区）・小林カイロプラクティック整体院（舞鶴市）■大阪府　いきいき元今整骨院（大阪市）・おかだ鍼灸整骨院（大阪市）・テアシス大阪帝塚山（大阪市）・長居あさい整骨院・あさい整体（大阪市）・浜崎鍼灸整骨院（大阪市）・みつわ鍼灸接骨院（大阪市）・さかい快福整体堂（堺市）・中林整骨院（堺市）・高槻メンタルリンク整体院（高槻市）・なぎら堂治療室（枚方市）■兵庫県　えなみ整骨院（尼崎市）・カイロキッズこうべ（神戸市）・けんゆうカイロプラクティック（神戸市）・ジユウ山手整体院（神戸市）・松岡カイロプラクティック（神戸市）・しばた接骨院（宝塚市）・兵庫宝塚カイロプラクティック・れんげ鍼灸整体院（西宮市）■奈良県　国本カイロプラクティック院（橿原市）・奈良めばえ整体院（奈良市）・ひろ接骨院（奈良市）■和歌山県　雄湊畠中整骨鍼灸院（和歌山市）・ぜんまい治療院（和歌山市）・中松鍼灸整骨院（和歌山市）■鳥取県　STRETCH HERO米子・田中療術院（倉吉市）■島根県　STRETCH HERO松江■岡山県　竹田整体院（総社市）■広島県　カイロプラクティック院TAMAI（広島市）・松鶴堂鍼灸治療院広島本院（広島市）・垣田治療院（呉市）■愛媛県　星野鍼灸接骨院（今治市）■福岡県　コンディションアップ薬院.（福岡市）・Blue Bee カイロプラクティック For Women（福岡市）・まえだ整骨院（福岡市）■長崎県　すこやか整骨院（長崎市）■鹿児島県　豊盛堂整骨院（指宿市）■沖縄県　回復整体リセット浦添・心地治療院（那覇市）

姿勢をよくすると、人生がきらめく！

二〇一八年五月一〇日　第一版　第一刷
二〇二五年二月一四日　第一版　第三刷

著　者…………佃　隆

発行者…………伊藤岳人
発行所…………株式会社　廣済堂出版
〒一〇一―〇〇五二
東京都千代田区神田小川町二―三―十三　M&Cビル7F
電　話　〇三―六七〇三―〇九六四（編集）
　　　　〇三―六七〇三―〇九六二（販売）
FAX　〇三―六七〇三―〇九六三（販売）
振　替　〇〇一八〇―〇―一六四一三七
URL　https://www.kosaido-pub.co.jp/
装　丁…………盛川和洋
印刷所
製本所…………三松堂　株式会社

ISBN978-4-331-52158-8　C0295